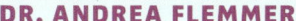

DR. ANDREA FLEMMER

Schilddrüsenprobleme natürlich behandeln

Alle wichtigen Heilmethoden
Das können Sie selbst tun
Extra: gesunde Rezepte für die Schilddrüse

2. Auflage

humboldt

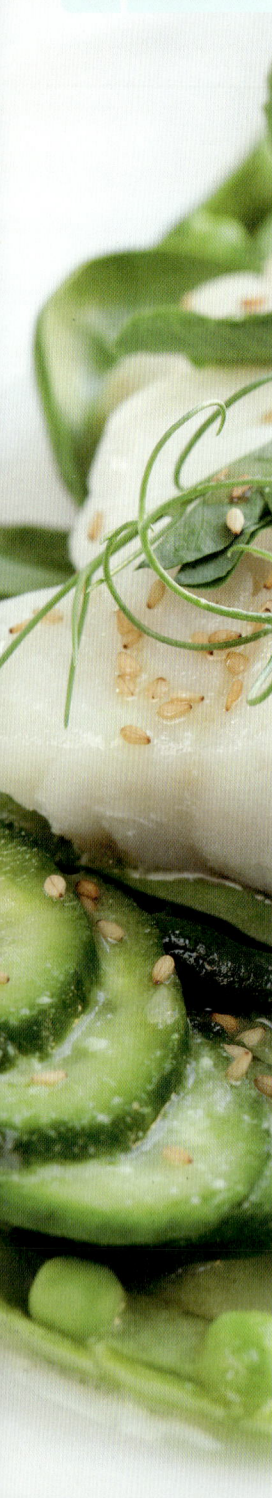

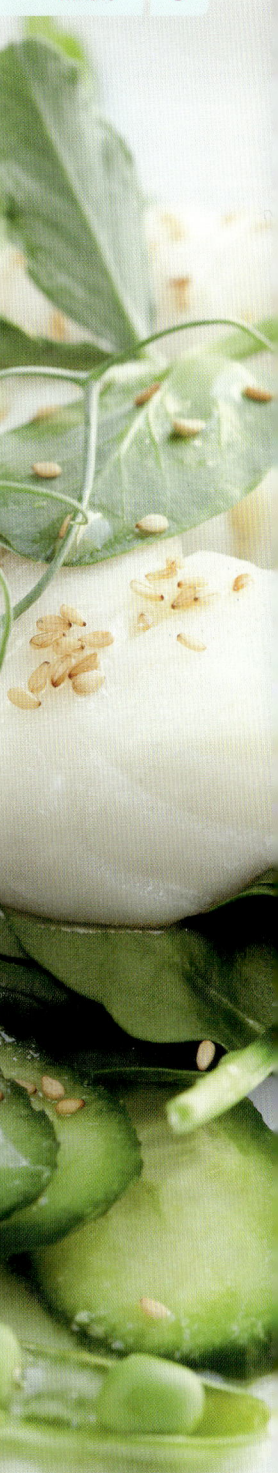

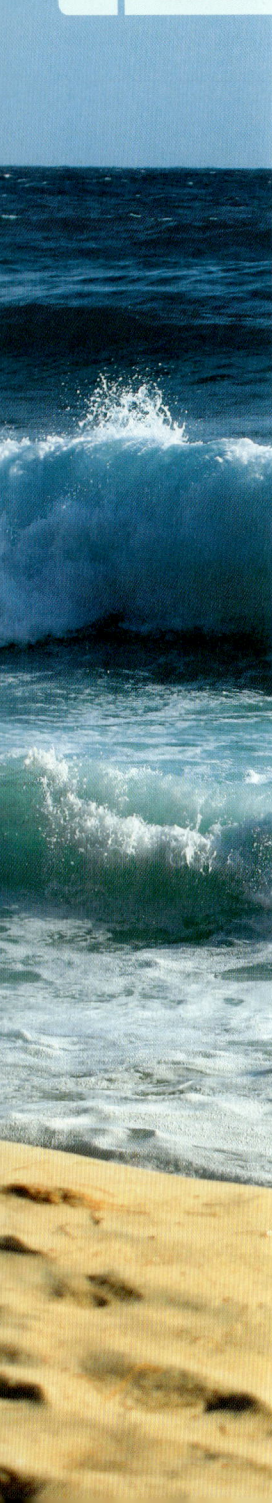

Liebe Leserin, lieber Leser,

Sie halten einen Gesundheitsratgeber der Schlüterschen Verlagsgesellschaft in Händen, ein Buch, das Ihnen zeigen wird, wie Sie Schilddrüsenprobleme natürlich behandeln.

Mehr als hundert verschiedene Naturheilverfahren werden heute im deutschen Sprachraum angewendet. Immer häufiger wird dabei die klassische Schulmedizin mit den positiven Eigenschaften der Naturheilkunde kombiniert. Hier setzt die Reihe „Natürlich behandeln" der Schlüterschen Verlagsgesellschaft an, deren Autoren es sich zur Aufgabe gemacht haben, alle bewährten Maßnahmen kritisch zu prüfen und dann verständlich zusammenzustellen. Dabei verzichten wir auf exotische Verfahren und bevorzugen erprobte Methoden wie Pflanzentherapie oder Ernährungsänderungen. Mit diesem vernunftbetonten Ansatz heben sich unsere Ratgeber von vielen Titeln ab und helfen Ihnen, den Krankheitsverlauf positiv zu beeinflussen.

Dafür stehen wir:

- Wir sind Ihr Ratgeberspezialist für Ernährung und Gesundheit.
- Unsere Autoren sind Experten auf ihrem Gebiet, was eine hohe inhaltliche Qualität der Titel sicherstellt.
- Ratgeber werden nicht für Fachleute geschrieben, sie müssen auch für Sie als Laien verständlich sein. Wir achten folglich auf leichte Verständlichkeit und sind problemlösungsorientiert.

Falls Sie Anmerkungen zu diesem Buch haben, sei es Lob oder konstruktive Kritik, oder wenn Sie eine Unstimmigkeit entdeckt haben sollten, so freue ich mich, wenn Sie mir schreiben.

Katja-Maria Koschate
Lektorat Schlütersche Verlagsgesellschaft
koschate@schluetersche.de

VORWORT

Liebe Leserin, lieber Leser,

meine Großmutter lebte in Bayern, einem typischen Jodmangel-gebiet, und wurde zweimal am Kropf operiert. Aber Jodmangel betrifft nicht nur die Bevölkerung in Bayern: Laut der Schilddrüsen-Liga Deutschland e. V. leiden etwa 30 Millionen Deutsche unter einer Fehlfunktion der Schilddrüse – häufig, ohne es zu wissen. Der Hauptgrund ist noch immer ein Mangel an Jod.

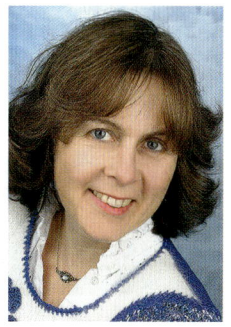

Viele wissen zunächst gar nicht, was die eigentliche Ursache ihrer Beschwerden ist. Etwa Frösteln mitten im Frühling, grund-los schlechte Laune, Gewichtszunahme, Übelkeit und ein Gefühl der Zerschlagenheit, manchmal begleitet von Nervosität oder Gliederschmerzen – daran kann auch die Schilddrüse schuld sein! Eine Überfunktion erkennt man in der Regel leicht, bei ei-ner Unterfunktion kann es dauern, bis der Arzt darauf kommt.

Dieses Buch habe ich sowohl für Patienten mit Schilddrüsen-problemen und -erkrankungen geschrieben als auch für alle, die bisher nur vermuten, dass mit ihrer Schilddrüse etwas nicht in Ordnung sein könnte, und möglichen Erkrankungen vorbeugen möchten. Hier erhalten Sie eine Fülle wertvoller Tipps zur Selbst-hilfe, Anregungen für eine schilddrüsengesunde Ernährung und erfahren alles über natürliche Therapieverfahren und die Mög-lichkeiten der Schulmedizin. Wenn Sie derart vorbereitet zum Arzt gehen, haben Sie die Gewähr für eine optimale Behandlung.

Dies wünscht Ihnen
Dr. Andrea Flemmer

!

Hinweis
Im Anhang finden Sie ein kleines Lexikon, in dem wichtige Fachbe-griffe, die in diesem Buch häufig auftauchen, kurz erklärt werden.

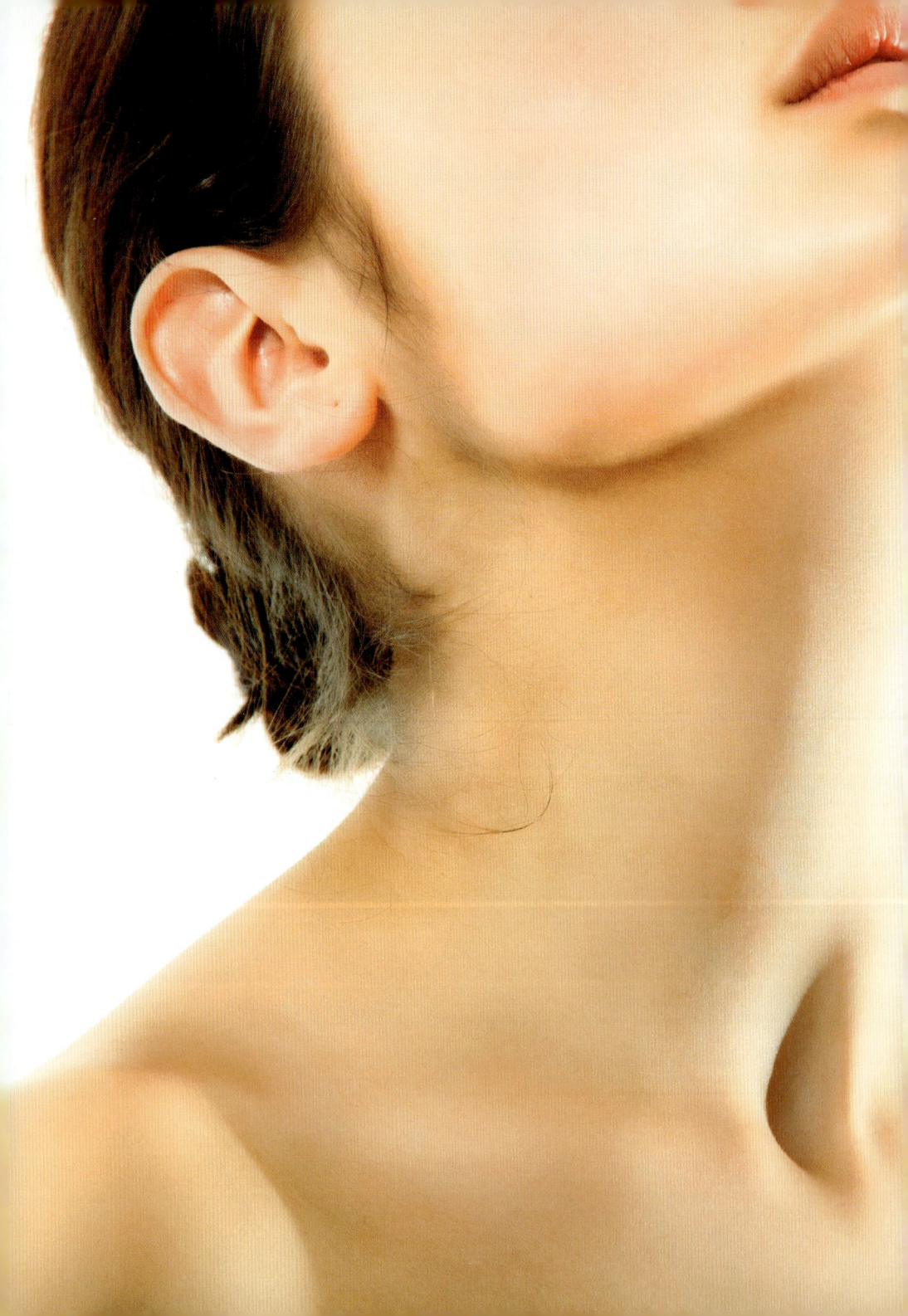

DIE SCHILDDRÜSE – WICHTIG ZU WISSEN

Die Schilddrüse ist ein ziemlich kleines Organ, das für unseren Organismus aber eine umso größere Rolle spielt. Tatsächlich wären wir ohne sie nicht lebensfähig. In diesem ersten Teil des Buches erfahren Sie alles, was Sie über Aufbau, Funktion und Steuerung dieser hoch komplizierten Hormondrüse wissen müssen.

Kleines Organ, große Wirkung

Lage und Aufbau der Schilddrüse

!

Der lateinische Fachausdruck für Schilddrüse lautet Glandula thyreoidea.

„Ein Organ, das eigentlich für nichts nütze ist, sich aber überall einmischt": Diesen Eindruck bekam ich im Laufe meines Lebens, wenn immer wieder mal ein Arzt überprüfte, ob meine Schilddrüse richtig funktionierte. Tatsächlich gibt es kaum eine Zelle im Körper, die nicht von den Schilddrüsenhormonen beeinflusst wird. Die Schilddrüsen-Liga Deutschland drückt es so aus: „Die Schilddrüse ist eine kleine Hormondrüse, von der viele Menschen nichts wissen. Sie sitzt vor dem Kehlkopf und normalerweise spürt man sie nicht. Obwohl von großer Bedeutung, wird sie erst wahrgenommen, wenn sie mit ihrem rebellischen Verhalten auf sich aufmerksam macht."

Die Schilddrüse sieht aus wie ein Schmetterling mit aufgeklappten Flügeln. Sie sitzt an der Vorderseite des Halses, unterhalb des sogenannten Schildknorpels, im Volksmund auch „Adamsapfel" genannt, einem Teil des Kehlkopfes. Sie besteht aus drei Teilen: zwei Lappen, jeweils links und rechts vom Kehlkopf, und einem Verbindungssteg, dem Isthmus. Letzterer liegt unter dem Schildknorpel der Luftröhre. Die beiden Seitenlappen beginnen auf der Vorderseite des Halses und umschließen fast die gesamte Luftröhre hufeisenförmig. Dieser Lage hat die Drüse ihren Namen zu verdanken: Einem Schild ähnlich liegt sie, umgeben von Halsmuskeln, vor der Luftröhre.

!

Eine gesunde Schilddrüse ist von außen nicht zu sehen.

Mit Blut wird sie über je zwei obere und untere Arterien versorgt. Sie wiegt bei Frauen etwa 15 bis 18 Gramm und bei Männern 20 bis 25 Gramm, bei der Geburt sind es nur 2 Gramm. Ist sie gesund, kann man die Schilddrüse von außen weder sehen noch ertasten.

Die Luftröhre bewegt sich beim Schlucken hin und her. Diese Bewegung macht folglich auch die Schilddrüse mit. Ist die Drüse vergrößert, kann ein erfahrener Arzt deshalb bereits während des

Schluckens eine Verdickung unterhalb des Kehlkopfes erkennen, die parallel mit den Schluckbewegungen ihre Lage ändert.

Die beiden Seitenlappen bestehen aus kleinen Drüsenläppchen, den sogenannten Lobuli. Diese bestehen wiederum aus winzigen Bläschen, den Follikeln, die von den Schilddrüsenzellen, den Thyreozyten, gebildet werden. Die Schilddrüsenzellen

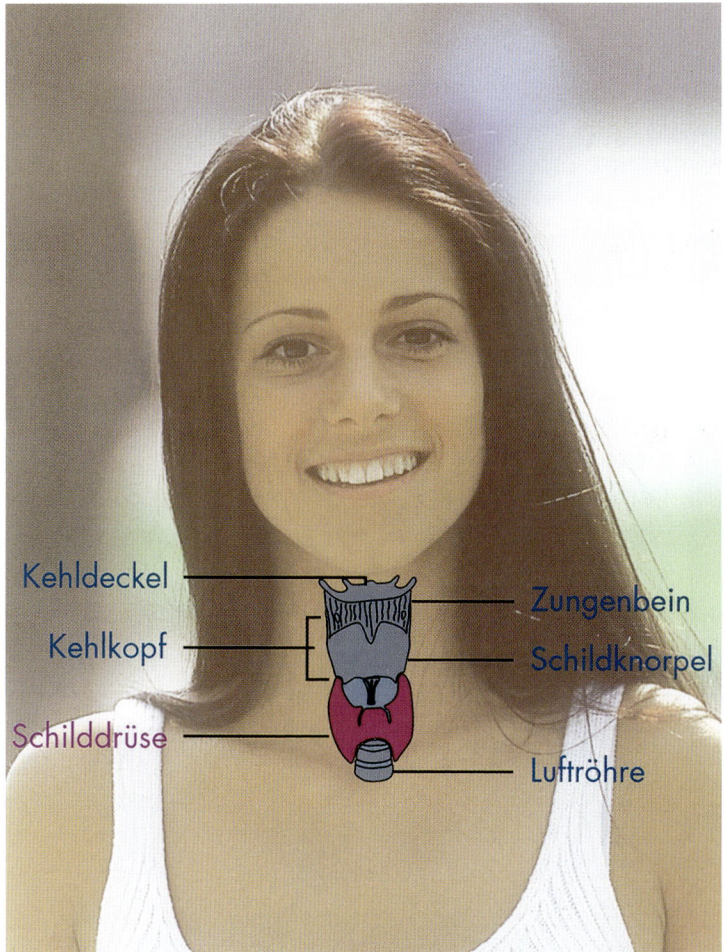

Unsere Schilddrüse ist eine wichtige Hormondrüse.

Kehldeckel

Kehlkopf

Schilddrüse

Zungenbein

Schildknorpel

Luftröhre

umschließen den entstehenden Hohlraum. Diese Follikel machen 80 Prozent des Gewebes aus und enthalten das sogenannte Kolloid. Darin findet sich das Schilddrüseneiweiß Thyreoglobulin sowie Kohlenhydrate und Fett. Dort werden auch die Schilddrüsenhormone gespeichert. Der Hormonvorrat der Follikel reicht bei normalem Bedarf etwa sechs bis acht Wochen aus.

Zwischen den Follikeln liegen die sogenannten C-Zellen (siehe Abschnitt „Die Hormone der Schilddrüse").

Je nach Funktionszustand der Schilddrüse ändert sich
* die Größe der Schilddrüsenzellen
* die Menge des Thyreoglobulins
* die Größe der Follikel

Die Aufgaben der Schilddrüse

Die Hauptaufgaben der Schilddrüse sind
* die Speicherung von Jod
* die Bildung der Schilddrüsenhormone Tetrajodthyronin (T4) und Trijodthyronin (T3) sowie des Hormons Kalzitonin (TC)

!

Die Schilddrüse ist unsere größte Hormondrüse. Ohne ihre Hormone wären wir nicht lebensfähig.

Die Drüse ist lebensnotwendig, denn ohne sie würde es in unserem Körper drunter und drüber gehen. Sie beeinflusst unseren gesamten Organismus: Herz-Kreislauf-System, Verdauung, Knochenaufbau und sogar die Psyche. Sie steuert außerdem weitere Stoffwechselvorgänge wie Wachstum, Energiestoffwechsel und damit einen reibungslosen Ablauf der Prozesse von Herz, Kreislauf und Muskulatur. Ursache sind die verschiedenen Hormone, die von der Schilddrüse jeden Tag gebildet und ausgeschüttet werden.

Wie wichtig diese Drüse ist, sieht man allein schon daran, dass in etwa 1,5 Stunden unser gesamtes Blut einmal durch die Schilddrüse fließt. Damit ist sie etwa vier- bis fünfmal stärker durchblutet als z. B. unsere Nieren.

Die Rolle der Schilddrüsenhormone

Die Schilddrüsenzellen bilden täglich die Schilddrüsenhormone. Diese werden meist vorübergehend an die Follikel abgegeben. Dort werden sie an das Speichereiweiß gebunden, das dann Thyreoglobulin genannt wird. Werden nun vermehrt Schilddrüsenhormone im Blut benötigt,

- wird das Thyreoglobulin wieder in die Schilddrüsenzellen aufgenommen,
- dort werden die Schilddrüsenhormone abgespalten und
- direkt in die reichlich vorhandenen Blutgefäße der Schilddrüse abgegeben.

> **!**
> Jeder Mensch hat seinen eigenen, optimalen Schilddrüsenhormonspiegel.

Tetrajodthyronin (T4) und Trijodthyronin (T3)

Die Bildung der Schilddrüsenhormone erfolgt in Stufen. An den Eiweißbaustein Tyrosin wird mithilfe des Enzyms Schilddrüsenperoxidase (TPO) Jod angelagert, das vorab von den Schilddrüsenzellen aus dem Blut aufgenommen wurde. Es entsteht das Tetrajodthyronin oder Thyroxin (T4) und das Trijodthyronin (T3).

Die Schilddrüse bildet täglich etwa 90 bis 100 µg (Mikrogramm) T4 und 10 µg T3. Tatsächlich aktiv in den Zellen ist fast nur das T3. Das T4-Hormon muss erst ein Jodatom abspalten, damit es als T3 in die Zellen aufgenommen und aktiv werden kann. Sein Vorteil ist, dass es sich besser als T3 über den ganzen Organismus verteilen kann. Damit garantiert es eine ausreichende Versorgung aller Körperzellen.

Tatsächlich stammen nur etwa 10 Prozent des im Blut befindlichen T3 direkt aus der Schilddrüse. Der größte Teil – also 90 Prozent – wird von den Zellen der Organe und allen Körperzellen, die das Hormon benötigen, aus T4 gebildet und aufgenommen.

Das Kalzitonin und die C-Zellen

Zwischen den Follikeln der Schilddrüse liegen die sogenannten C-Zellen, die 20 Prozent der Schilddrüsenzellen ausmachen. Die-

!

Beim C-Zell-Tumor ist der Kalzitoninwert erhöht.

se Drüsenzellen liegen verstreut in der Schilddrüse. Sie produzieren das Hormon Kalzitonin (Thyreocalcitonin, TC), das den Kalziumstoffwechsel im Körper reguliert. TC ist auch ein Tumormarker zur Entdeckung des C-Zell-Tumors und dessen Metastasen bzw. Rezidiven. Dann ist der Kalzitoninwert wie auch bei Autoimmunerkrankungen der Schilddrüse erhöht.

Kalzitonin wird bei Kalziumüberschuss im Blut ausgeschüttet und sorgt dafür, dass mehr Kalzium mit dem Harn ausgeschieden, seine Freisetzung aus den Knochen gehemmt und mehr davon ins Skelett eingebaut wird. Damit trägt es zur Stabilität der Knochen bei und wird demzufolge als Medikament gegen Osteoporose verordnet. Ist dagegen die Kalziumkonzentration im Blut gering, ist auch Kalzitonin kaum nachweisbar. Zusätzlich beeinflussen Hormone des Magen-Darm-Trakts seine Ausschüttung. Dazu kommt, dass Kalzitonin bei verschiedenen Schmerzsyndromen (komplexes regionales Schmerzsyndrom) schmerzlindernd wirkt.

Der Normalwert bei Frauen liegt bei bis zu 5 ng/l (Nanogramm pro Liter), bei Männern bei bis zu 8,4 ng/l. Die Referenzwerte sowie die ermittelten Werte können sich je nach Labor stark unterscheiden. Hinzu kommt, dass es starke tageszeitliche und jahreszeitliche Schwankungen ohne Krankheitswert gibt. Bevor Sie sich durch abweichende Ergebnisse verunsichern lassen, fragen Sie Ihren Arzt nach dem Grund dafür. Einzelne Laborwerte alleine sind zudem meistens wenig aussagekräftig. Sie müssen im Zusammenhang mit anderen Werten und wiederholt erfasst werden.

Die Steuerung der Hormonproduktion

Die gebildete Hormonmenge wird an die jeweiligen Bedingungen angepasst. Würde die zentrale Regulierung ausfallen, könnte die Schilddrüse nur noch etwa 60 Prozent des normalen Bedarfs an T3 und T4 produzieren.

Gesteuert wird die Produktion der Schilddrüsenhormone über den Hypothalamus, der im Zwischenhirn liegt. Der Hypothalamus ist ein Teil des Zwischenhirns und dient als oberstes Regulationszentrum für alle vegetativen und hormonellen Vorgänge. Diese Zentrale regt bei einem Mangel an Schilddrüsenhormonen die Ausschüttung des Thyreotropin-Releasing-Hormons (TRH) an. Dieses Hormon wiederum regt die Hirnanhangsdrüse (Hypophyse) zur Freisetzung des Hormons Thyreotropin (TSH) an, welches seinerseits die Schilddrüse zur Produktion von T3 und T4 anregt. Die Hypophyse besitzt T3-Fühler. Sind genügend Schilddrüsenhormone im Blut, wird weniger TSH freigesetzt und die Schilddrüse produziert weniger Hormone. Im umgekehrten Fall wird mehr TSH ausgeschüttet und die Schilddrüse bildet mehr Hormone und setzt sie aus den Schilddrüsenfollikeln frei. Durch das Zusammenspiel zwischen Hypophyse und Schilddrüse wird der Hormonspiegel im Körper reguliert und hält ein konstantes Niveau.

Der erste Schritt bei einer Schilddrüsenuntersuchung ist es dann auch, den TSH-Wert im Blut zu bestimmen. Ist dieser Wert normal, kann eine Störung praktisch ausgeschlossen werden. Ist dies nicht der Fall, wird die Konzentration von freiem T3 und freiem T4 gemessen.

Die beiden Schilddrüsenhormone T3 und T4 werden bei Bedarf von ihrem Bildungsort ins Blut abgegeben. Etwa 0,3 Prozent der Schilddrüsenhormone befinden sich frei im Blut. Man nennt sie auch freies T3 (abgekürzt fT3) und freies T4 (fT4). Nur diese Form der Hormone gelangt in die Körperzellen. Werden dem Blut diese Hormone entnommen, so wird augenblicklich gebundenes Hormon von den Transporteiweißen freigesetzt. Die Quote von 99 Teilen gebundener Schilddrüsenhormone zu einem Teil ungebundener Hormone bleibt immer in etwa gleich.

!
TRH = Thyreotropin-Releasing-Hormon = Hormon, das Thyreotropin freisetzt

!
Thyreotropin TSH = Thyroidea-stimulierendes Hormon, also Schilddrüsenantreibendes Hormon

!
Die Hormone T3 und T4 werden bei Bedarf ins Blut abgegeben.

Die Aufgaben der Schilddrüsenhormone

In unserem Körper haben alle Zellen einen gewissen Grundumsatz, den man zur Aufrechterhaltung der normalen Zellfunktion benötigt. Das bedeutet, dass die Zellen Energie produzieren, die sie für andere Aufgaben benötigen, z. B. stellen die inneren Drüsen Hormone her, die Herzmuskelzellen müssen sich für den Herzschlag rhythmisch zusammenziehen und die Nieren scheiden schädliche Stoffe aus. Die spezifischen Aufgaben der jeweiligen Zellen werden durch den Grundumsatz gewährleistet. Bei einem höheren Grundumsatz steigert sich auch die Produktivität der einzelnen Zellen, bei einem niedrigen geht alles etwas langsamer.

Dieser Grundumsatz wird von den Schilddrüsenhormonen gesteuert. Mehr Schilddrüsenhormone haben einen gesteigerten Grundumsatz zur Folge, weniger einen geringeren. Damit ist auch der Energieverbrauch der Zellen verknüpft. Je höher der Grundumsatz, desto mehr Energie und Sauerstoff verbrauchen sie. Dabei ist der Energieverbrauch gleichzusetzen mit Kalorienbedarf, der dann durch erhöhte Nahrungsaufnahme gedeckt werden muss.

Während der Entwicklung vom Fetus bis zum Übergang der Pubertät ins Erwachsenenalter haben die Schilddrüsenhormone außerdem einen direkten positiven Einfluss auf die Entwicklung der Knochen und des Gehirns.

Tatsächlich werden alle Zellen des Körpers und alle Organe direkt durch die Schilddrüsenhormone beeinflusst. Das betrifft sowohl unser Herz als auch die Muskel- und Nervenfunktionen, das Gehirn und die Knochen bis hin zu Haut und Haaren, die direkt unter dem anregenden Einfluss der Schilddrüse stehen. Die Schilddrüsenhormone regulieren die Körpertemperatur, wirken sich auf den Blutdruck und das körperliche Leistungsvermögen aus. Sie beeinflussen den Darm und seine Verdauung, die geistige Leistungsfähigkeit, die Konzentration und die Stimmung. Sie re-

!

Schilddrüsenhormone steuern unseren Grundumsatz.

gulieren den Wasserhaushalt, haben Auswirkungen auf das Immunsystem, die Fruchtbarkeit bei Mann und Frau sowie den Schwangerschaftsverlauf. Durch diese Hormone werden auch der Stoffwechsel der Nervenzellen und die Gehirntätigkeit beeinflusst. Auf diesem Wege hat die Schilddrüse auch einen deutlichen Einfluss auf die Psyche und das seelische Gleichgewicht.

Sehen wir uns z. B. das Herz an: Bei einer Schilddrüsenüberfunktion leiden die Betroffenen unter einem zu schnellen Herzschlag bis hin zu Herzrasen und Rhythmusstörungen. Bei einer Schilddrüsenunterfunktion schlägt das Herz langsamer. Auch unsere Reflexe werden beeinflusst: Bei Unterfunktion sind sie verlangsamt, bei Überfunktion zu schnell. Der Grund: Die Schilddrüsenhormone beeinflussen die Geschwindigkeit der Signalübertragung vom Nerv auf den Muskel.

> **!**
>
> Die Schilddrüse beeinflusst auch unseren Herzschlag.

T3 und T4 steigern den Grundumsatz sowie den Gesamtstoffwechsel. Beim Gesunden dienen sie der Aufrechterhaltung einer ausgeglichenen Energiebilanz. Man nennt sie aufgrund ihrer Wirkung auch die „Peitsche des Organismus". Sie fördern den Eiweißaufbau, wie z. B. den der Muskulatur. Man spricht von einer „anabolen", also aufbauenden Wirkung. Eine Mindestmenge an Schilddrüsenhormonen ist für die Entwicklung der verschiedenen Organe und besonders des zentralen Nervensystems Voraussetzung. Durch Anregung der Wärmeproduktion wird die Körpertemperatur konstant gehalten.

Die Schilddrüsenhormone wirken nur auf die Körperzellen, die einen speziellen T3-Rezeptor haben. Bildlich kann man sich das wie ein Schloss vorstellen: Das Hormon T3 ist der Schlüssel und der Rezeptor das Schloss. Passt der Schlüssel, also das Hormon, zum Rezeptor, dem Schloss, so wird T3 aufgenommen und kann seine Wirkung in der Zelle entfalten. Seltsamerweise befinden sich die Rezeptoren am Zellkern: der Schaltzentrale der Zelle. Hat das Schilddrüsenhormon an seinem „Schloss" (dem Rezeptor) angedockt, so läuft eine ganze Kaskade an Stoffwechselvorgängen ab, die schließlich zu der spezifischen Wirkung der Schilddrüsenhormone in den verschiedensten Organen und Gewebearten führen.

Schilddrüsenhormone haben Einfluss auf:
• das Herz-Kreislauf-System: Wärmeregulation, Herzfrequenz, Blutdruck
• den Magen-Darm-Trakt: Körpergewicht und Energieumsatz, Verdauung, Stoffwechsel von Kohlenhydraten, Fetten und Eiweiß
• das Fortpflanzungssystem: Fruchtbarkeit, Schwangerschaft
• das äußere Erscheinungsbild: Haut und Haare
• das Nervensystem: Leistungsfähigkeit und Psyche

Weitere wichtige Faktoren

Die Nebenschilddrüsen

Damit das Ganze nicht zu einfach wird, gibt es auch noch die Nebenschilddrüsen, auch Epithelkörperchen genannt. Sie bestehen aus vier linsenförmigen kleinen Körperchen an den Polen der Schilddrüse, sind etwa so groß wie ein Pfefferkorn und ihre Lage wechselt. Die Epithelkörperchen sind nur schwer von den beiden Schilddrüsenlappen zu unterscheiden und arbeiten komplett unabhängig von der Schilddrüse.

!

Die Nebenschilddrüsen produzieren das Parathormon, das den Kalziumspiegel im Blut anhebt.

Die Nebenschilddrüsen produzieren das sogenannte Parathormon, den Gegenspieler des Kalzitonins. Es hebt den Kalziumspiegel im Blut an, das heißt, es macht sozusagen das Kalzium parat, indem es dafür sorgt, dass aus verschiedenen Organen und Geweben Kalzium freigesetzt wird. Es verbessert die Aufnahme von Kalzium aus der Nahrung und fördert die Kalziumaufnahme über den Darm. Es setzt Kalzium sowie Phosphat aus den Knochen frei und fördert die Phosphatausscheidung über die Nieren.

Bei einer Schilddrüsenentfernung im Rahmen einer Operation besteht die Gefahr einer lebenslangen Unterversorgung mit Kalzium, da es durch das fehlende Parathormon nicht mehr ausreichend aufgenommen wird. Dann müssen die Patienten lebenslang Kalziumpräparate zu sich nehmen und auch Vitamin D.

Einflüsse anderer Faktoren und Wechselwirkungen

Da wir gerade bei Hormonen sind: Auch eine Wechselwirkung mit anderen Hormonen sollte man in Betracht ziehen. So weiß man, dass Östrogen die Schilddrüsenfunktion bremsen kann und Progesteron schilddrüsenabhängig funktioniert. Die Schilddrüse muss normal funktionieren, damit Progesteron in entsprechend benötigten Mengen produziert werden kann.

Wenn Sie als Frau einen unregelmäßigen Monatszyklus haben, sollten Sie eine Basaltemperatur-Kurve anlegen, also über einen ganzen Zyklus hinweg täglich morgens unter der Achsel die Temperatur messen, notieren und dann dem Arzt zeigen. Diese Messung sollte Ihre erste morgendliche Tätigkeit sein, das heißt: sofort nach dem Wachwerden und noch vor dem Aufstehen messen, dabei den ersten Tag der Monatsblutung speziell hervorheben.

Aber auch Männer profitieren von dieser Methode: Bei ihnen reichen in der Regel zehn bis 14 Tage, um einen Einfluss der Schilddrüse zu erkennen. Dabei sollte man Besonderheiten wie Erkältung, ungewöhnliche körperliche Belastungen oder vermehrten Alkoholgenuss mit beliebigen Markierungen kennzeichnen.

Auch das Hormon Somatostatin, der Nervenbotenstoff Dopamin sowie Glukokortikoide beeinflussen die Schilddrüse: Sie hemmen die Freisetzung von TSH.

Kältereize, psychische und körperliche Belastungen führen zu einer vermehrten Bildung von Schilddrüsenhormonen. Dagegen haben Wärmereize und Ruhe den gegenteiligen Effekt.

!

Frauen mit unregelmäßigem Zyklus sollten eine Basaltemperatur-Kurve anlegen.

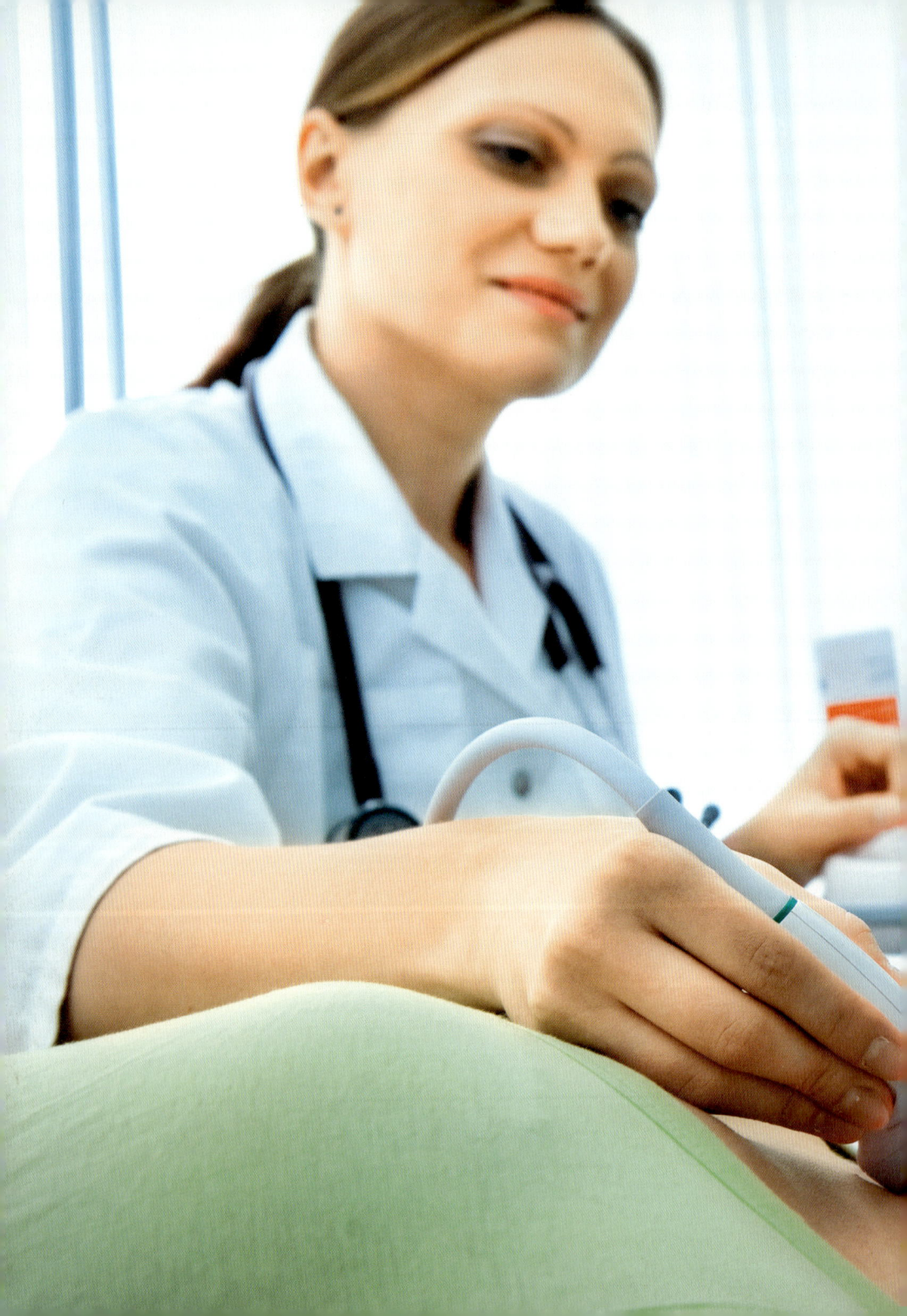

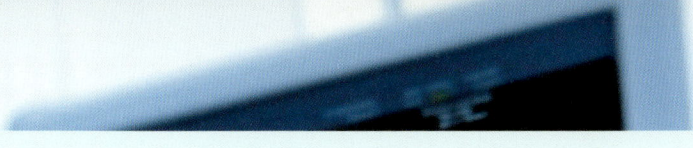

KRANKHEITEN
UND PROBLEME

Schilddrüsenerkrankungen entwickeln sich meist schleichend und äußern sich durch wenige typische Beschwerden. Dieses Kapitel gibt Ihnen einen Überblick über die verschiedenen Probleme und Erkrankungen der Drüse sowie die medizinischen Behandlungsmöglichkeiten. Manche Probleme lassen sich bereits im Vorfeld einer Erkrankung angehen.

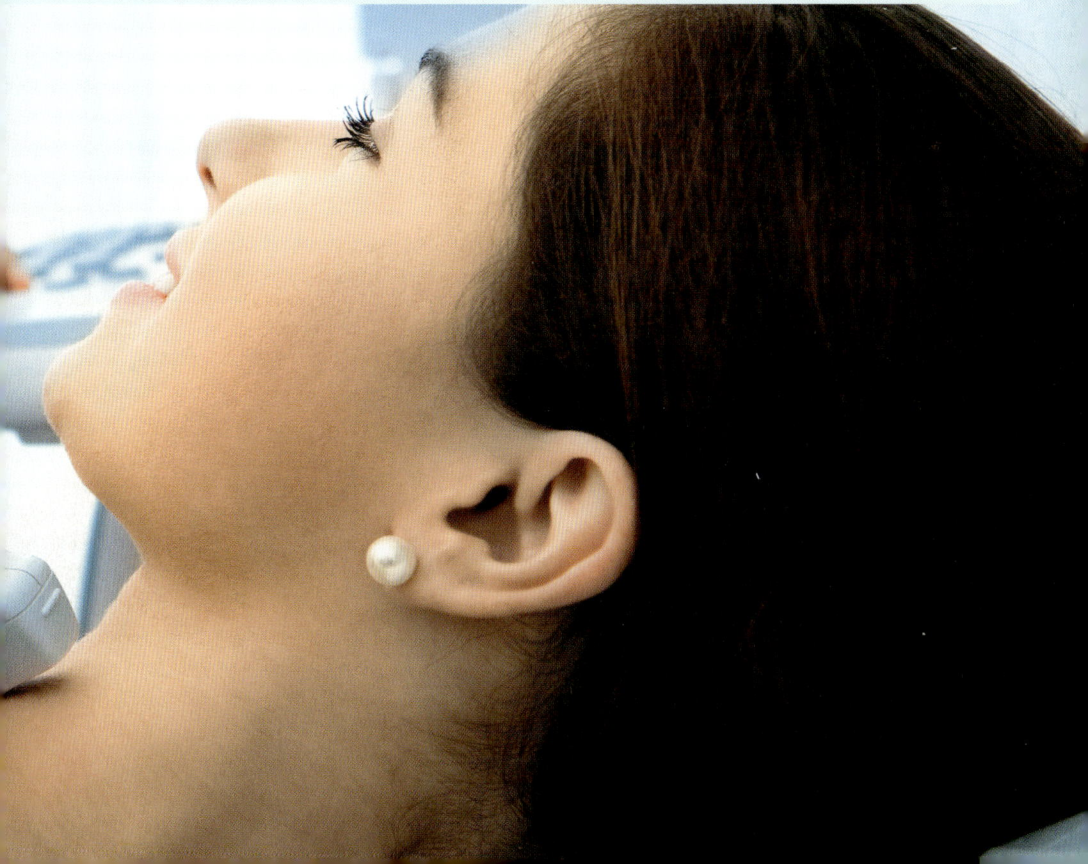

Schilddrüsenerkrankungen und ihre konventionelle Behandlung

!

Ein Mangel an Jod und Selen macht der Schilddrüse die Arbeit schwer.

Schilddrüsenerkrankungen sind bei uns die häufigsten Stoffwechselerkrankungen, wenn man den Jodmangelkropf mit einbezieht. Der Grund dafür ist vor allem der extreme Jodmangel in unseren Böden. Aber auch Selen wird zu wenig aufgenommen. Beides erschwert der Schilddrüse die Arbeit. Als weitere Ursachen von Schilddrüsenkrankheiten kommen Immunkrankheiten, Entzündungen oder Vererbung infrage.

Schweizer und deutsche Ärzte gehen davon aus, dass trotz Salzjodierung und, im Vergleich zu früher, häufigeren Seefischmahlzeiten immer noch etwa ein Drittel der Bevölkerung eine Schilddrüsenvergrößerung aufweist. Doch selbst wenn eine Schilddrüsenuntersuchung messbare Veränderungen zeigt, merken die Betroffenen zunächst nichts davon.

Weniger häufig treten Knoten oder eine Überfunktion der Schilddrüse (Hyperthyreose) auf und noch seltener eine Unterfunktion der Schilddrüse (Hypothyreose). Frauen sind stärker betroffen als Männer.

Viele der Symptome einer Schilddrüsenerkrankung sind unspezifisch und kommen auch bei anderen Erkrankungen vor, z. B. Schlafstörungen, chronische Müdigkeit und Antriebslosigkeit. Gehen Sie deshalb im Zweifelsfall zum Arzt, denn nur er kann eine verlässliche Diagnose stellen.

An der folgenden Tabelle können Sie ablesen, welche Arten von Schilddrüsenerkrankungen es gibt. Am häufigsten kommt der Kropf vor, am seltensten ein Tumor; die anderen Erkrankungen liegen, was die Häufigkeit ihres Auftretens angeht, dazwischen.

Schilddrüsenerkrankungen im Überblick

KRANKHEIT	ÜBLICHES ERKRANKUNGSALTER	HÄUFIGKEITS-VERTEILUNG FRAUEN/MÄNNER
Jodmangelkropf	Pubertät, Schwangerschaft und Wechseljahre	3 zu 1
Schilddrüsenunterfunktion: angeboren erworben	von Geburt an eher Ältere	1 zu 1 5 zu 1
Schilddrüsenüberfunktion	Jede Altersstufe, häufiger bei älteren Menschen	5 zu 1
Morbus Basedow	eher Jüngere	5 zu 1
Schilddrüsenentzündungen	unabhängig vom Alter	5 zu 1
Bösartige Tumore	Jede Altersstufe, bevorzugt zwischen 30 und 60 Jahren	3 zu 1

Sollte man sich generell auf Schilddrüsenprobleme untersuchen lassen? Schilddrüsenerkrankungen sind zu einem gewissen Teil erblich. Kommen in Ihrer Familie zahlreiche Fälle von Fehlfunktionen oder Jodmangelkropf vor, kann eine Vorsorgeuntersuchung auch ohne akute Symptome sinnvoll sein. Dann sollten Sie mit Ihrem Hausarzt sprechen. Ab dem 40. Lebensjahr sollten Sie sich generell in regelmäßigen Abständen von ein bis zwei Jahren untersuchen lassen. Da diese Untersuchungen jedoch nicht zu den normalen Vorsorgeleistungen der gesetzlichen Krankenkassen zählen, müssen Sie sie eventuell selbst bezahlen, wenn keine medizinische Notwendigkeit für die Durchführung besteht.

Wie beugt man Schilddrüsenerkrankungen vor? Das Wichtigste, um einer Schilddrüsenerkrankung vorzubeugen, ist die ausreichende Versorgung mit Jod. Das heißt konkret:

!

Das A und O der
Vorbeugung:
genügend Jod

- Verwenden Sie Jodsalz.
- Essen Sie zwei Meeresfisch-Mahlzeiten in der Woche.
- Verzichten Sie aufs Rauchen.

Wie häufig sind Schilddrüsenerkrankungen? Die „Papillon-Studie" – eine der weltweit größten Bevölkerungsstudien – ergab bei 100.000 untersuchten Deutschen folgende Häufigkeiten:

- Jeder dritte Erwachsene weist krankhafte Veränderungen an der Schilddrüse auf, ohne davon zu wissen.

!

Jeder vierte
Erwachsene hat
Knoten in der
Schilddrüse.

- Jeder vierte Erwachsene hat Knoten in der Schilddrüse, ältere häufiger als jüngere. Bei fast bei jedem zweiten über 65-Jährigen sind Knoten in der Schilddrüse nachweisbar, Frauen sind etwa viermal so häufig betroffen wie Männer.
- Die häufigste Erkrankung ist eine vergrößerte Schilddrüse, der sogenannte Kropf; dessen Ursache ist meist ein chronischer Jodmangel.
- Viele Patienten werden an der Schilddrüse operiert oder mit einer Radiojodtherapie behandelt, weil ihre Schilddrüsenerkrankung zu spät erkannt wurde.

Die Untersuchung der Schilddrüse

Damit ein Arzt die Ursache einer Schilddrüsenkrankheit herausfinden und die richtige Diagnose stellen kann, muss er das Organ untersuchen bzw. weitere spezielle Untersuchungen anordnen.

Als erste Maßnahme entnimmt er in der Regel Blut, um die Laborwerte zu bestimmen. Hier sind vor allem die Hormonwerte von Bedeutung. Die Normalwerte für die einzelnen Hormone finden Sie in der folgenden Tabelle. Ferner kann das Blut auf Thyreoglobulin sowie auf Antikörper untersucht werden.

Die gängigen Untersuchungen auf einen Blick
- Blutuntersuchung
- Abtasten
- Ultraschall-Untersuchung (Sonografie)
- Schilddrüsen-Szintigrafie
- Feinnadelbiopsie

Die eigenen Werte kennen

SCHILDDRÜSENHORMON INKL. NEBENSCHILDDRÜSE	NORMALWERT
Kalzitonin	Männer: 0,14 pg/ml (0–4,1 pmol/l) Frauen: 0,28 pg/ml (0–8,2 pmol/l)
T3	1,7–3,7 ng/l (1,16–3,00 nmol/l)
T4	7,0–14,8 ng/l (52–154 nmol/l)
Parathormon	unter 25 pg/ml (unter 2,94 pmol/l)
TRH	18 µU/ml
TSH	0,3–4,0 mU/l (0,2–3,1 µU/ml) Bei Unterfunktion sind die Werte erhöht, bei Überfunktion sinken die TSH-Spiegel stark ab.
TSH nach TRH-Test	Anstieg um 2,0–25 mU/l

mU/l = Tausendstel Einheit [Unit] pro Liter
pg/ml = Pikogramm (ein Billionstel Gramm = 10^{-12} g) pro Milliliter
ng/l = Nanogramm pro Liter
pmol = Pikomol pro Liter, nmol = Nanomol pro Liter

!

Der TSH-Wert zeigt, wie gut die Steuerung über das Gehirn funktioniert.

Äußerlich kann der Arzt Größe und Beschaffenheit der Schilddrüse durch Abtasten des Halses bei nach hinten überstrecktem Kopf beurteilen. Als wichtigstes bildgebendes Verfahren wird die Ultraschall-Untersuchung der Schilddrüse eingesetzt. Falls nötig, kann der Arzt ferner eine Röntgenuntersuchung des Oberkörpers, eine Schilddrüsen-Szintigrafie, die über die Funktion der Schilddrüse Auskunft gibt, sowie eine Punktion (Feinnadelbiopsie) der Schilddrüse mit anschließender mikroskopischer Untersuchung anordnen. Letztere gibt Aufschluss darüber, ob Gewebeveränderungen gutartig oder bösartig sind.

Jodmangelkropf

> **!**
>
> Als Kropf bezeichnet man eine deutliche Schwellung unterhalb des Kehlkopfes.

Sie werden staunen, aber Beschreibungen von Kröpfen gibt es schon seit mehr als 2500 Jahren aus der chinesischen und indischen Literatur! Dabei bezeichnet man als Kropf – medizinisch Struma – eine deutliche Schwellung unterhalb des Kehlkopfes. Sie ist die Folge einer vergrößerten Schilddrüse, die nicht immer von außen sichtbar ist.

Eine Schilddrüsenvergrößerung, wie beim Kropf, ist die häufigste Schilddrüsenerkrankung in Deutschland. Je nach Region, in der die Menschen leben, lässt sich bei 15 bis 30 Prozent der Deutschen, etwa einem Drittel der Bevölkerung in Westeuropa und 90 Prozent der Schilddrüsenpatienten mithilfe des Ultraschalls ein Kropf feststellen.

Die schwammartige Schilddrüse ist von vielen Blutgefäßen durchsetzt, mit deren Hilfe sie auch die winzigsten Spuren an Jod aus dem Blut filtern kann. Dabei ist sie äußerst bescheiden: Sie benötigt nur 200 µg Jod pro Tag. Erhält sie diese Menge jedoch nicht, werden innerhalb der Schilddrüsenzelle Wachstumsfaktoren produziert, die eine Vermehrung und Vergrößerung der Zellen bewirken. Diese nehmen an Größe und Anzahl zu – das nennt der Arzt Hypertrophie und Hyperplasie. Bestimmte Jodfette scheinen ebenfalls für das Wachstum von Zellen verantwortlich zu sein. Auch das Schilddrüsensteuerungshormon TSH bewirkt eine Größenzunahme der Zellen.

Durch eine Gewebevermehrung versucht die Schilddrüse, noch geringste Jodmengen aufzunehmen, um die Effizienz der Jodaufnahme und die Hormonbildungsrate zu erhöhen. Deshalb wächst sie und bildet neue Schilddrüsenfollikel. Ist die Jodzufuhr aber dauerhaft zu gering, bilden sich immer mehr neue, größere Zellen, die Schilddrüse wird immer größer – ein Kropf entsteht.

Mithilfe der zusätzlich gebildeten Zellen kann der Hormonspiegel über eine kurze Zeit konstant gehalten werden. Diese Körperreaktion nimmt jedoch im Alter ab. Dauert der Jodmangel an, entstehen immer mehr Zellen und ohne Behandlung kann die Schilddrüse letztlich auf eine enorme Größe anwachsen.

Symptome

Anzeichen für leichte Schilddrüsenvergrößerungen:
* Der Hemdkragen erscheint zu eng.
* Rollkragen werden vermieden.
* Anliegende Ketten und ein Schlips werden als unangenehm empfunden.

Anzeichen für Jodmangelkropf:
* häufiges Räuspern
* Engegefühl im Halsbereich
* Schluckbeschwerden
* Atembeschwerden

Zur Kropfbildung kommt es vor allem in Phasen eines erhöhten Hormonbedarfs wie Pubertät, Schwangerschaft, Stillzeit und Wechseljahre. So entwickelt sich ein Kropf bei Mädchen häufig in der Zeit der Geschlechtsreife. Meist kann man dessen Wachstum aber gut durch die Gabe von Jod stoppen.

!

Ein Kropf entsteht vor allem in Phasen eines erhöhten Hormonbedarfs.

Insbesondere zu Beginn verursacht die Kropfbildung häufig keine Probleme, kann jedoch auch aufgrund von Verdrängung und Einengung der Nachbarbereiche mit Druck- und Schluckbeschwerden einhergehen. In der Regel hat man lange Zeit keine Beschwerden, erst wenn der Kropf sehr groß wird, sich sogenannte autonome Knoten bilden oder die Hormonproduktion gestört ist, zeigen sich Symptome. Das Gefühl der Einengung im Hals (Globusgefühl) kann von der Tageszeit abhängig sein, bei Frauen teilweise sogar von der Monatsblutung.

Je nach Ursache ist eine gesteigerte oder verminderte Schilddrüsenfunktion mit dem Kropf verbunden. Besteht er längere Zeit, treten häufig Knoten auf, da die Schilddrüsenzellen unterschiedlich auf den Jodmangel bzw. die TSH-Stimulation reagieren. Anders gesagt: Die Knotenbildung steigt mit zunehmendem Alter.

Da ein Kropf – insbesondere zu Beginn – nur geringe Beschwerden verursacht, wird er oft nur zufällig und sehr spät entdeckt, wenn bei einer ärztlichen Untersuchung der Hals abgetastet wird bzw. wenn Sie selbst die Schilddrüsenvergrößerung bereits sehen. Das bedeutet, Sie sollten spätestens, wenn Sie bemerken, dass Ihr Hals dicker geworden ist, oder andere Sie darauf hinweisen, sofort einen Arzt aufsuchen.

Achtung: Eine Einnahme von Jodtabletten kann bei einer Schilddrüsenüberfunktion zu einer Verschlimmerung bis hin zu einer akuten lebensbedrohlichen Krise führen. Lassen Sie sich daher immer vorher von einem Arzt die Notwendigkeit der Einnahme von Jodtabletten bestätigen! Verwenden Sie Jodsalz, besteht dieses Problem nicht, da dessen Jodgehalt deutlich geringer ist.

!

Lassen Sie sich stets vom Arzt bestätigen, dass die Einnahme von Jodtabletten nötig ist!

Ein Kropf, der die Atmung behindert, muss auf alle Fälle in seinem Wachstum gebremst werden. Sind Sie jünger als 45 Jahre, sollte der Kropf auch behandelt werden, um Komplikationen zu vermeiden, die im Zusammenhang mit der Schilddrüsenfunktionsstörung in späteren Jahren auftreten können. Sind Sie bereits älter, kann es genügen, die Schilddrüse regelmäßig ärztlich kontrollieren zu lassen.

Nicht alle Personen, die in einem Jodmangelgebiet wohnen, erkranken auch an einem Kropf. Da er in bestimmten Familien häufiger auftritt, geht man davon aus, dass neben einem Jodmangel eine ererbte Störung der Jodverwertung, z. B. durch einen Defekt in der Hormonbildung, an der Kropfentstehung beteiligt ist.

Ursachen

Ein Kropf kann sowohl bei einer Schilddrüsenunterfunktion als auch bei einer -überfunktion auftreten. Sogar bei einer normalen Hormonproduktion kann ein Kropf entstehen. Die häufigste Ursache ist eine unzureichende Jodversorgung.

Es ist auf alle Fälle wichtig, die Ursache einer Kropfentstehung zu kennen. Dafür kommen infrage: in den meisten Fällen ein Jodmangel, ferner Schilddrüsenautonomien, Schilddrüsenknoten, die Krankheit Morbus Basedow, Zysten, Entzündungen und selten Schilddrüsentumore.

Bei einer anderen Variante der Kropfentstehung werden gegen das Globulin, also den Eiweißkörper des Thyreoglobulins (Speicherform des Schilddrüsenhormons), oder gegen andere Eiweiße in der Schilddrüse Antikörper gebildet. Das heißt: Der Körper sieht ein von ihm selbst produziertes Eiweiß als körperfremd an und bildet Antikörper dagegen. Die Folge dieser Antigen-Antikörper-Reaktion ist, dass nicht ausreichend Schilddrüsenhormone in das Blut und damit in den ganzen Körper gelangen.

Diagnoseverfahren und typische Untersuchungsergebnisse
bei Jodmangelkropf

DIAGNOSEVERFAHREN	UNTERSUCHUNGSERGEBNISSE
Sonografie	normale Echostruktur, vergrößerte Schilddrüse, ohne/mit Knoten
BLUTUNTERSUCHUNG	**UNTERSUCHUNGSERGEBNISSE**
TSH	normal
TSH nach TRH	normale Antwort
T3	(hoch) normal
T4	normal
Antikörper (z. B. Thyreo-globulin- oder TSH-Rezeptor-Antikörper)	negativ
URINUNTERSUCHUNG	**UNTERSUCHUNGSERGEBNISSE**
Jodausscheidung	vermindert
Szintigrafie	leicht erhöhte Aufnahme der radioaktiven Substanz, evtl. Nachweis von kalten Knoten

So behandelt der Arzt einen Kropf

Medikamentöse Therapie   Als erste Maßnahme und bei geringen Beschwerden verschreibt ein Arzt Jodtabletten. Zum Vorbeugen genügen meist 100 µg täglich, zur Kropftherapie müssen es
200 µg sein, manchmal auch 400 µg. Im Anschluss an die Therapie genügen meist sechs bis zwölf Monate lang täglich 100 bis
200 µg. Hat dieser Ansatz über sechs Monate keinen Erfolg, verordnet der Arzt zusätzlich das Schilddrüsenhormon Levothyro-
xin (L-Thyroxin). Dadurch können sich die Vermehrung wie
auch die Vergrößerung der Schilddrüsenzellen zurückbilden. Ziel
ist ein TSH-Wert im unteren Normbereich (0,3 bis 1,2 mU/ml).

!

Als erste Maß-
nahme verschreibt
Ihnen der Arzt
Jodtabletten.

Bei der Einnahme von L-Thyroxin kann es zu unerwünschten Wechselwirkungen kommen. Beachten Sie dazu bitte den Kasten und die Hinweise auf Seite 42

Bei Schwangeren kombiniert der Arzt meist sofort Jod mit dem Schilddrüsenhormon. Gerade bei jüngeren Patienten kann sich bei ausreichender Jodzufuhr ein Kropf sogar zurückbilden.

Wenn Sie nicht täglich Jod einnehmen wollen oder können, gibt es Tabletten, die Sie nur einmal pro Woche einnehmen müssen. Dann sollten Sie jedoch in jedem Fall sicherstellen, dass eine zweimalige Einnahme ausgeschlossen ist.

Da für das Wachstum der Schilddrüse Wachstumsfaktoren zumindest mitverantwortlich sind, steht die Verabreichung von Jod als alleinige Therapie im Vordergrund. Dies erwies sich als genauso effektiv, um das Schilddrüsenvolumen zu reduzieren, wie die Medikation mit dem Schilddrüsenhormon. Der Vorteil der Behandlung mit Jod ist, dass nach Absetzen der Therapie im Unterschied zur Therapie mit Hormonen das Volumen der Schilddrüse nur geringfügig wieder zunimmt. Das liegt daran, dass die Größenzunahme der Schilddrüse nicht nur vorübergehend symptomatisch behandelt, sondern der ursächliche Jodmangel beseitigt wird. Auch um einen Rückfall zu vermeiden, erweist sich die Gabe von Jod als wirksam.

Unbehandelt kann sich aus einem anfangs unproblematischen Kropf eine deutliche Schilddrüsenunterfunktion entwickeln. Langfristig können sich sogenannte heiße oder kalte Knoten bilden, die eine Überfunktion bedingen oder auch zur Tumorbildung beitragen können. Bei Knoten mit einem Durchmesser von über einem Zentimeter sollte man eine Szintigrafie durchführen lassen.

!

Die Häufigkeit von Knoten steigt mit zunehmendem Alter.

Knoten sind möglicherweise dabei

Etwa ein Drittel der Bevölkerung weist eine Vergrößerung oder einen Knoten in der Schilddrüse auf. Jeweils 10 Prozent haben eine Vergrößerung ohne und eine Vergrößerung mit Knoten. Etwa 14 bis 17 Prozent (Frauen) haben eine normal große Schilddrüse mit Knoten. Das heißt: Eine Knotenbildung kann, muss aber nicht mit einem Kropf einhergehen. Die Ursache liegt auch hier meist in einem Jodmangel.

Durch die Vermehrung oder Vergrößerung der Schilddrüsenzellen kann eine normale Hormonproduktion über lange Zeit aufrechterhalten werden. Je länger aber die Jodmangelsituation andauert, desto eher kommt es auch zur Bildung andersartiger Gewebe in der Drüse. Bei der Szintigrafie unterscheidet man folgende Strukturen:

- normal funktionierende Knoten
- inaktive Knoten („kalte Knoten")
- überaktive Knoten („heiße Knoten")
- autonome Knoten: überaktive Knoten, die einer Steuerung von „oben" (über TSH) nicht zugänglich sind (siehe Seite 25)

Für heiße und kalte Knoten zusammen besteht ein Krebsrisiko von etwa 0,1 Prozent. Dieses Risiko steigt jedoch auf bis zu 10 Prozent, wenn die kalten Knoten größer werden – es ist also wichtig, die Größenentwicklung dieser Knoten zu kontrollieren. Wenn Sie zum ersten Mal einen Knoten bei sich entdecken, vereinbaren Sie am besten eine kurzfristige Kontrolle nach drei Monaten. Bleibt der Knoten unverändert, können die Kontrollintervalle verlängert werden.

!

Sehr große Kröpfe werden operiert. Dabei entfernt man die Schilddrüse möglichst nur teilweise.

Operative Therapie   Ob ein kalter Knoten operiert wird, hängt nicht nur von der Größe und Größenzunahme ab. Auch das Alter oder Zusatzerkrankungen des Patienten sind wichtig. Jüngere werden meist eher operiert, da hier die Gefahr für eine Entartung über die Lebensdauer größer ist. Im Allgemeinen wächst ein

Schilddrüsenkrebs eher langsam. Deshalb muss man bei älteren Patienten nicht um jeden Preis operieren. Entscheiden müssen Arzt und Patient gemeinsam.

Radiojodtherapie Ist der Kropf so groß, dass z. B. Schluckbeschwerden vorliegen, reichen die genannten Medikamente zur Behandlung nicht aus. Dann wird der Arzt eine Radiojodtherapie empfehlen, die immerhin 70 bis 80 Prozent der Patienten hilft.

Eine länger bestehende vergrößerte, knotig umgebaute Schilddrüse kann durch Jodzufuhr allein oder andere konservativ-medikamentöse Maßnahmen nur unvollständig behandelt werden. Hier geht man folgendermaßen vor: Nachdem der Knoten getastet wurde, folgen Ultraschall- und Blutuntersuchung. Danach gibt es zwei Möglichkeiten:

1. TSH normal → Feinnadelbiopsie
    a) Ergebnis: gutartiger Knoten → Nachbeobachtung
    b) Ergebnis: bösartiger oder suspekter Knoten → Operation
2. TSH zu gering → Szintigrafie
    a) Ergebnis: kalter Knoten → Feinnadelbiopsie
    b) Ergebnis: heißer Knoten → Radiojodtherapie/Operation und Nachbeobachtung

Vorbeugung

Vorbeugen kann man einem Kropf durch ausreichende Jodversorgung. Verwenden Sie am besten jodiertes Speisesalz und essen Sie wöchentlich ein- bis dreimal Meeresfisch. Bei Jodmangel greift die Schilddrüse auf ihre Reserven zurück. Sind diese aufgebraucht, sinkt der Schilddrüsenhormonspiegel.

Was ist in der Schwangerschaft zu beachten? Bis zu 70 Prozent aller Schwangeren entwickeln im Verlauf der Schwangerschaft oder direkt danach einen Kropf. Dies allerdings nur, wenn die Jodzufuhr nicht ausreicht. Haben Schwangere einen Kropf und werden ausreichend Schilddrüsenhormone produziert, müssen täglich 50 bis 200 µg Jod und 50 bis 100 µg L-Thyroxin eingenommen werden. Bei unzureichender Schilddrüsenhormonbildung müssen es 75 bis 125 µg L-Thyroxin und 150 µg Jod sein.

Was ist bei Säuglingen und Kleinkindern zu beachten? Bei uns werden jedes Jahr 6000 Säuglinge mit Kropf geboren. Sind Schwangere ausreichend mit Jod versorgt (siehe oben), so bekommen auch ihre gestillten Säuglinge genug Jod. Andererseits versursacht eine Jodunterversorgung der Mutter auch beim Baby eine Schilddrüsenunterfunktion. Wichtig ist auch für nicht (mehr) gestillte Babys, dass sie eine mit Jod angereicherte Säuglingsmilch und später mit Jod angereicherte Beikost bekommen.

Da Säuglinge besonders empfindlich auf Jodmangel reagieren, werden kommerziell hergestellte Säuglingsmilchnahrungen auf dem deutschen Markt mit Jod angereichert (50 bis 150 µg/l). Dies ist auch für Beikost auf Getreidegrundlage erlaubt. Daher vermutet man, dass Säuglinge, die regelmäßig Getreidebrei erhalten, ausreichend Jod aufnehmen.

Schilddrüsenüberfunktion

Eine Schilddrüsenüberfunktion – medizinisch Hyperthyreose – ist im Grunde ein Überangebot von Schilddrüsenhormonen im Blut, meist bedingt durch eine Überfunktion der Schilddrüse. Das heißt, die Schilddrüse produziert mehr Hormone, als der Körper benötigt, oder die Ausschüttung an Hormonen aus den Thyreozyten und Follikeln ist erhöht. In diesem Falle sind die Follikel oft stark geleert und kleiner. Die Schilddrüse ist also bei Überfunktion nicht unbedingt vergrößert. Davon betroffen sind etwa 0,3 bis 2 Prozent der Bevölkerung.

Symptome

Erhöhte Schilddrüsenhormonkonzentrationen haben einen starken Abbau von Eiweiß, der Speicherform von Kohlenhydraten (Glykogen), sowie von Fetten zur Folge. Wer unter Schilddrüsenüberfunktion leidet, ist somit in der Regel sehr schlank, obwohl er einen gesteigerten Appetit hat. Durch die Abbauprozesse nehmen die Körperwärmeproduktion und die Schweißsekretion zu, der Puls steigt. Weitere Symptome können Sie der Vergleichstabelle auf Seite 37 entnehmen.

Auch infolge einer falsch dosierten Therapie mit Schilddrüsenhormonen, das heißt, durch eine Überversorgung mit von außen zugeführten Schilddrüsenhormonen kann es zu einer künstlichen (artifiziellen) Überfunktion kommen. Dahinter steckt meist eine mangelhafte oder fehlende ärztliche Versorgung.

> **!**
> Wer unter Schilddrüsenüberfunktion leidet, ist in der Regel sehr schlank.

Ursachen

Eine Überfunktion beruht zu mehr als 95 Prozent entweder auf einer Basedowkrankheit (Morbus Basedow, siehe Seite 43) oder gutartigen Knoten, den sogenannten autonomen Adenomen. Häufig geht ein langjähriger Jodmangel voraus. Selten ist eine Schilddrüsenentzündung und noch seltener Schilddrüsenkrebs die Ursache.

Bei einer unbehandelten Schilddrüsenüberfunktion können auch hohe Jodmengen eine Überfunktion auslösen.

So behandelt der Arzt eine Schilddrüsenüberfunktion

Um eine Hyperthyreose festzustellen, bestimmt der Arzt zunächst den TSH-Wert und die Schilddrüsenhormone T3 und T4 im Blut. Außerdem tastet er den Patienten auf einen Kropf ab und führt eine Ultraschalluntersuchung durch, um die Größe der Schilddrüse zu bestimmen, und eine Szintigrafie, um ihre Funktion zu testen. Auch eine Biopsie kann sinnvoll sein.

Medikamentöse Therapie   In der Regel wird der Arzt zunächst versuchen, die Produktion von Schilddrüsenhormonen medikamentös zu hemmen. Mit sogenannten Thyreostatika wird das Hormon Schilddrüsenperoxidase (TPO) blockiert bzw. die Jodanlagerung an die Schilddrüsenhormone verhindert. Die Menge dieser Medikamente muss immer sehr genau beobachtet und immer wieder überprüft werden, da bei einer Überdosierung auch eine Unterfunktion entstehen kann, die über vermehrte TSH-Aktivität zum Kropf führt. Es ist daher sehr wichtig, dass Sie etwa alle vier Wochen zu regelmäßigen Kontrolluntersuchungen gehen.

> **!**
>
> Die Dosierung von Thyreostatika muss regelmäßig überprüft werden.

Bis die Medikamente wirken und sich die Blutwerte normalisiert haben, vergehen sechs bis acht Wochen. Entsprechend dauert die medikamentöse Therapie in der Regel zwölf bis 18 Monate.

Es wird auch empfohlen, auf jodreiche Lebensmittel zu verzichten sowie die Jodaufnahme in Form von Röntgenkontrastmitteln oder jodhaltigem Heil- bzw. Mineralwasser zu meiden.

Operative Therapie und Radiojodtherapie   Bei einer dauerhaften Überfunktion oder einem großen Kropf stehen die Radiojodtherapie oder ein operativer Eingriff zur Wahl. Das Behandlungsziel besteht darin, die Menge an funktionstüchtigem Schilddrüsengewebe so weit zu verringern, dass der verbleibende Schilddrüsenrest nicht mehr ausreicht, um den Körper mit Schilddrüsenhormonen zu überschwemmen.

> **!**
>
> Ziel ist eine Verringerung des Schilddrüsengewebes oder die Hemmung der Hormonproduktion.

Selten wird auch Jod in hoher Dosierung gegeben, da sehr hohe Joddosen die Jodaufnahme der Schilddrüse und somit auch die Produktion von Schilddrüsenhormonen hemmen – zumindest über einen kurzen Zeitraum.

Ist die Ursache der Überfunktion die Autoimmunerkrankung Morbus Basedow, so kommt es in der Hälfte der Fälle während der einjährigen Therapie mit Thyreostatika zur Spontanheilung. Leider kann die Erkrankung aber auch wieder aufflackern.

Infolge der Symptome ist auch eine Bewegungstherapie sinnvoll sowie Entspannungsübungen wie z. B. autogenes Training.

Was ist in Schwangerschaft und Stillzeit zu beachten?   Selten bekommen Schwangere eine Schilddrüsenüberfunktion. Meist lag eine schwache Überfunktion bereits vorher vor und wurde nur nicht erkannt. Ist sie nur leicht ausgeprägt, wartet man mit der Behandlung noch etwas ab. Bei deutlichen Krankheitszeichen und erhöhten Schilddrüsenhormonwerten ist auch die Behandlung mit Schilddrüsenhemmern möglich und sinnvoll.

Damit das ungeborene Kind über die Nabelschnur keine allzu hohen Mengen an Thyreostatika erhält, wird die Medikamentendosis so gering wie möglich gehalten. Verläuft die Überfunktion mild, wird vorzugsweise ein pflanzliches Präparat eingesetzt.

!

Wird eine Überfunktion in der Schwangerschaft nicht behandelt, können Missbildungen, Früh- und Totgeburten auftreten.

Ist die Verwendung von Jodsalz bei einer Überfunktion gefährlich?   Auch bei einer Überfunktion der Schilddrüse ist die Verwendung von Jodsalz nicht gefährlich. Eine Jodzufuhr bis zu 300 µg täglich gilt als unproblematisch. Eine Schilddrüsenüberfunktion, die sich einer Regulierung durch übergeordnete Hormone entzieht, also die sogenannte autonome Überfunktion, ist zumeist durch einen jahrzehntelangen Jodmangel bedingt. Wird der Jodmangel dauerhaft bekämpft, können Schilddrüsenautonomien weitgehend ausgemerzt werden. Eine Überdosierung von Jod durch Medikamente, Röntgenkontrastmittel, Hautdesinfektionsmittel, hochdosierte Nahrungsergänzungsmittel, jodreiche Algen kann die Beschwerden einer Schilddrüsenüberfunktion auslösen oder auch verschlimmern. Jodsalz löst derartige Beschwerden nachgewiesenermaßen nicht aus.

!

Eine Jodzufuhr bis zu 300 µg täglich gilt als unproblematisch.

Schilddrüsenunterfunktion

Bei der Schilddrüsenunterfunktion – medizinisch Hypothyreose – werden zu wenig Schilddrüsenhormone ausgeschüttet, das heißt: Es entsteht ein Mangel daran.

Symptome

Wenn die Schilddrüse zu wenig Schilddrüsenhormone bildet, führt das zu Störungen in vielen Körperbereichen. So beeinflussen diese Hormone z. B. die Hirnfunktionen, das Herz-Kreislauf-System, die Verdauung, viele Stoffwechselvorgänge, die Muskulatur und auch die Psyche. In der folgenden Tabelle sehen Sie die Symptome im Vergleich zur Schilddrüsenüberfunktion.

Außerdem können Sie als Patient mit Schilddrüsenunterfunktion von folgenden Problemen gequält werden: hormonelle Dysfunktion jeglicher Art, Lernstörungen, langsam wachsende, zu weiche oder brüchige Nägel mit Rillen quer oder längs, Zahnverlust, schlechte Wundheilung, Leberverfettung, Hör-, Geruchs- und Geschmacksstörungen sowie Ausfall der seitlichen Augenbrauen. Auch eine Schuppenbildung ist häufig. Dazu kommt, dass die Haare langsam wachsen, trocken und brüchig werden, manchmal fallen sie sogar büschelweise aus.

Es kommt zur Blutarmut bzw. zu verminderter Bildung von roten Blutkörperchen. Auch ein sogenanntes Myxödem kann auftreten, bei dem sich in die Haut bestimmte Substanzen einlagern und damit eine typische Verdickung und Schwellung, besonders im Gesicht an Augenlidern und Zunge sowie an Beinen, Händen und Armen, verursachen.

Viele Körpervorgänge arbeiten im Schneckentempo, da die Nervenfasern extrem langsam schalten. Das kann z. B. im Darm zu starker Verstopfung, schlimmstenfalls zur Darmlähmung führen.

Bei Frauen kommt es zur unregelmäßigen Monatsblutung, auch die Menopause kann früher einsetzen. Bei Kinderwunsch

> **!**
> Typisch ist, dass viele Körpervorgänge langsam arbeiten.

Vergleich der Symptome der Schilddrüsenunter- und -überfunktion im Erwachsenenalter

SCHILDDRÜSENÜBERFUNKTION	SCHILDDRÜSENUNTERFUNKTION
Grundumsatz erhöht, guter Appetit bis Heißhunger ohne Gewichtszunahme (Gewichtsverlust)	Grundumsatz verringert (Gewichtszunahme)
Kalziummobilisation aus den Knochen und somit hohe Kalziumspiegel im Blut	Störungen des Knochenstoffwechsels
Schlaflosigkeit, Unruhe, Reizbarkeit bis hin zur Aggressivität, Nervosität, Ruhelosigkeit, Gefühlsschwankungen	Schläfrigkeit, Desinteresse, depressive Verstimmungen
Cholesterinspiegel möglicherweise erniedrigt	Cholesterinspiegel möglicherweise erhöht, Arteriosklerose-Risiko
Geistige und körperliche Agilität	Geistige und körperliche Trägheit bis hin zu Gedächtnisschwäche und wirren Gedanken
Häufiges Schwitzen bis Fiebergefühl	Frösteln, Kälteempfindlichkeit
Haut feucht, warm, gerötet, Haarausfall	Haut trocken, kalt und blass, Haarausfall
Dünne Haut, feine Strukturen	Trockene, brüchige Haut, neigt zum Bluten an Händen und Fersen
Hervortretende Augäpfel (Morbus Basedow)	Teigiges, aufgeschwemmtes Gesicht
Blutdruck erhöht	Blutdruck i. d. R. erniedrigt
Starkes Herzklopfen, Kurzatmigkeit	Langsamer, schwacher Puls
Gesteigerte Darmaktivität bis hin zu Durchfall	Verstopfung, Blähungen, langsames Verdauungssystem
Schlank bis mager	Normal- bis übergewichtig mit Gewichtsverteilung in der Körpermitte
Schwäche der Oberschenkelmuskulatur	Extreme Schmerzhaftigkeit des Rippenknorpels (wird besser bei Jodzufuhr)
Schlechter bei Hitze, besser bei Kälte	Schlechter bei Kälte, besser bei Wärme
Herzrasen	Reflexe und Herzschlag verlangsamt
Muskelschwäche, Zittern (der Hände)	Kropf
Bei Frauen eventuell Zyklusstörungen, Libido- und Potenzstörungen sowie Verminderung der Fruchtbarkeit (Empfängnisbereitschaft)	

bleibt bei einem Drittel der Patientinnen die Befruchtung aus. Kommt es dennoch zur Empfängnis, treten häufig Fehlgeburten im ersten Drittel der Schwangerschaft auf.

Üblicherweise leiden 0,25 bis 1,1 Prozent der Bevölkerung unter dieser Unterfunktion, mit zunehmendem Alter steigt die Rate auf bis zu 2,9 Prozent an.

Ursachen

Eine Schilddrüsenunterfunktion ist nur in ganz seltenen Fällen angeboren. Die Ursachen können sowohl auf der Ebene der Schilddrüse als auch in den übergeordneten Zentren des Hypothalamus oder der Hypophyse liegen. Liegt es an der Schilddrüse, so ist der TSH-Spiegel erhöht, ansonsten können auch erniedrigte TSH-Spiegel vorliegen, die selbst nach der Gabe von TRH nicht ansteigen. Oft ist die Unterfunktion das Ergebnis einer Beschädigung des Schilddrüsengewebes, etwa bei einer Entzündung (z. B. Hashimoto-Thyreoiditis), bei Schilddrüsenoperationen oder -bestrahlungen (nur, wenn anschließend keine regelmäßigen Nachuntersuchungen stattfinden), bestimmten Medikamenten (z. B. Schilddrüsenblocker), Störungen im Bereich der Hirnanhangsdrüse oder bei einer Radiojodbehandlung.

Eine mangelnde Nachsorge betrifft in erster Linie ältere Patienten, die – teilweise mit Demenzerkrankungen – vergessen, die Schilddrüsenhormontherapie weiterzuführen und regelmäßig die richtige Dosierung überprüfen zu lassen.

Das Problem bei einer Schilddrüsenunterfunktion ist, dass die Patienten selbst oft spät oder auch gar nicht merken, dass ihre Schilddrüse nicht richtig funktioniert. Die Unterfunktion entwickelt sich sehr langsam und schleichend. Es kommt durchaus vor, dass man sie jahrelang hat, mit nur sehr wenigen und leichten Krankheitszeichen. So ist es durchaus möglich, dass man sich an die Symptome gewöhnt und sie gar nicht als solche wahrnimmt, sondern eher meint, man wäre eben „ständig müde"

!

Eine Schilddrüsenunterfunktion bleibt oft unerkannt.

oder depressiv veranlagt. Bei älteren Patienten schiebt man die Probleme auf das Alter, etwa die Vergesslichkeit oder auch häufige Müdigkeit.

So behandelt der Arzt eine Schilddrüsenunterfunktion

Neben der körperlichen Untersuchung, in deren Rahmen die bereits genannten Symptome festgestellt werden, lässt der Arzt das Blut untersuchen. Hier kommt es besonders auf den TSH-Basalwert an: Liegt er unter 0,3 mU/l, besteht keine Unterfunktion. Liegt er allerdings über 3,5 mU/l, kann eine Unterfunktion vorliegen. Die T3- und T4-Werte sind erniedrigt.

Medikamentöse Behandlung Wird Ihre Hypothyreose optimal behandelt, bessern sich die Symptome rasch und auf Dauer. Dazu verordnet Ihnen der Arzt künstlich hergestellte Schilddrüsenhormone zum Ausgleich des Schilddrüsenhormonmangels; 100 bis 200 µg L-Thyroxin ist die gängige Menge. Allerdings müssen Sie diese Hormone ein Leben lang einnehmen.

Eine Besserung der Beschwerden tritt nach ein bis drei Monaten ein, jedoch bemerkt man Zeichen der Besserung bereits nach etwa zwei bis drei Wochen. Zuerst betrifft dies die psychischen Erscheinungen, wie Müdigkeit, depressive Verstimmung und Antriebsarmut. Oft bessern sich in kurzem zeitlichem Abstand auch die körperlichen Beschwerden, so z. B. das verstärkte Frieren.

Nach Ersteinnahme der Hormone überprüft der Arzt nach etwa vier bis sechs Wochen, ob der TSH-Wert in den erwünschten Bereich gesunken ist (um ca. 1,0 mU/l). Ist dies nicht der Fall, wird die Dosis erhöht und die Blutkontrolle nach vier bis sechs Wochen wiederholt. Ist die Einstellung schließlich zufriedenstellend, reichen weitere Kontrollen in jährlichem Abstand.

Manche Patienten profitieren auch von einer gleichzeitigen Einnahme von Schilddrüsenhormonen und Jod.

> **!**
> Künstlich hergestellte Schilddrüsenhormone bringen rasche Besserung.

Vorsicht bei bestimmten Nahrungsmitteln und Medikamenten

Bestimmte Substanzen, Gesundheitsprobleme oder Mangelzustände hemmen oder blockieren die Aufnahme von L-Thyroxin.

1. Nahrungsmittel bzw. Bestandteile davon: Fruchtsäfte, Milch, Milchprodukte, Kaffee und Sojaprodukte
2. Medikamente oder Nahrungsergänzungsmittel:
- Kalziumhaltige Verbindungen wie Kalzium-Ersatzmittel bei Osteoporose (z. B. Kalziumbrausetabletten, Kalziumfilmtabletten oder Kalziumkautabletten)
- Magensäurebindende Mittel
- Eisenhaltige Verbindungen wie Eisenbrausetabletten, Eisen-dragees, Eisenfimtabletten, Eisenkapseln, Eisensaft
- Multivitaminpräparate mit Eisen
- Eisenhaltige Nahrungsergänzungsmittel
- Aluminiumhaltige Substanzen
3. Krankheiten und Mangelzustände
- Kalzium- oder Eisenmangel, Osteoporose
- Sodbrennen, eine Mehrproduktion von Magensäure, Magen- bzw. Zwölffingerdarm-Geschwüre sowie Blutarmut nach einer Nebenschilddrüsenoperation

!

Wenn Sie Osteoporose haben, ist Vorsicht geboten.

!

Leider profitieren nur wenige Patienten mit Unterfunktion von natürlichen Hormonen.

„Natürliche" Schilddrüsenhormone Wenige Patienten mit Unterfunktion (fast nur Hashimoto-Patienten mit lange unerkannter bzw. nicht diagnostizierter Unterfunktion) profitieren von natürlichen Schilddrüsenhormonen. Diese Hormone werden aus getrockneten Schweineschilddrüsen hergestellt.

Der Unterschied gegenüber dem chemischen Präparat besteht in einer verzögerten und länger anhaltenden Wirkung auf die Rezeptoren. Sie sind artfremd und wirken daher nicht so spezifisch wie chemisch hergestelltes körperidentisches Hormon – mit der Folge, dass die Dosierung des tierischen Hormons zumeist

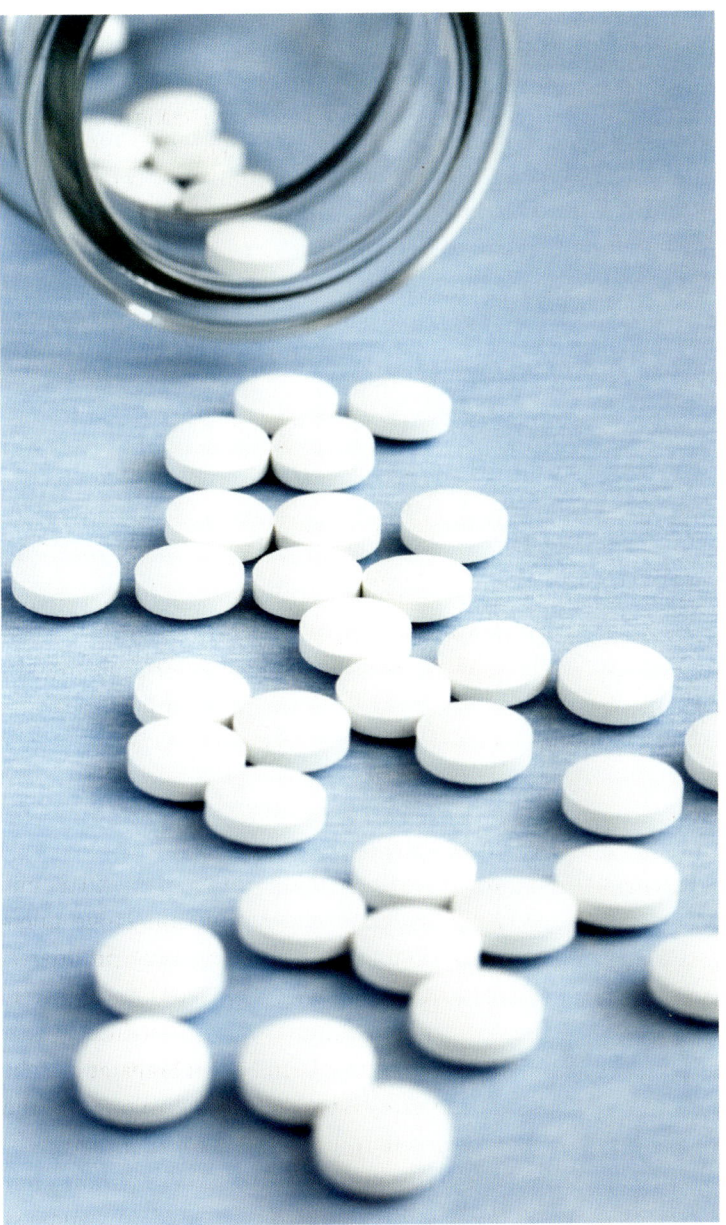

Bestimmte Medika-
mente können die
Aufnahme von
L-Thyroxin hemmen.

problemlos erhöht werden kann, ohne dass unerwünschte Wirkungen wie Herz-Kreislauf-Probleme auftreten.

Was ist bei der Einnahme von Schilddrüsenhormonen zu beachten?   Bei der Einnahme kann es zu unerwünschten Wechselwirkungen mit bestimmten Nahrungsmitteln und Medikamenten kommen (siehe Kasten oben). Deshalb:

- Nehmen Sie die Hormone nicht gleichzeitig mit kalziumreichen Getränken oder Nahrungsmitteln wie Milch, Milchprodukten und Fruchtsäften ein. Kalzium bindet an die Hormone und vermindert so deren Aufnahme in den Körper.
- Trinken Sie mindestens eine halbe Stunde vor der Einnahme keinen Kaffee.
- Am besten nehmen Sie die Hormone mit Leitungswasser oder ungesüßtem Tee ein, da bestimmte Mineralstoffe im Mineralwasser mit den künstlich zugeführten Hormonen wechselwirken können.
- Nehmen Sie die Hormone mindestens eine Viertelstunde vor dem Essen oder besser erst kurz vor dem Zubettgehen ein.

!

Wer mit Schilddrüsenhormonen abnehmen will, gefährdet sein Herz!

Sind Schilddrüsenhormone zum Abnehmen geeignet?   Da man bei einer Schilddrüsenüberfunktion viel essen kann und trotzdem abnimmt, könnte man auf die Idee kommen, Schilddrüsenhormone einzunehmen, um abzuspecken. Das ist definitiv nicht der richtige Weg! Aber leider wird genau dies in Internetforen schon als Abnehmhilfe empfohlen, auch in Schlankheitsmitteln dubioser Internetquellen hat man die Hormone gefunden. Davor kann nicht deutlich genug gewarnt werden. Eine besonders gefährliche Folge sind Herzrhythmusstörungen!

Morbus Basedow

Eigentlich ist unser Immunsystem dazu da, Fremdkörper und Eindringlinge wie Bakterien und Viren auszuschalten. Manchmal schießt es aber über das Ziel hinaus und greift unsere eigenen Körperzellen mit Antikörpern an, die gegen bestimmte Gewebearten gerichtet sind. Man nennt diese Autoantikörper. Bei der Schilddrüse können verschiedene Zellbestandteile davon betroffen sein:

- der TSH-Rezeptor (TSH-R-AK)
- das Enzym Schilddrüsenperoxidase (TPO-AK)
- das Thyreoglobulin (Speichereiweiß für die Schilddrüsenhormone, abgekürzt Tg-AK)
- sehr selten: die Schilddrüsenhormone T3 und T4

Die Basedowkrankheit – medizinisch Immunhyperthyreose – ist eine Autoimmunerkrankung, die noch nicht völlig verstanden ist. Sie bewirkt eine Überfunktion der Schilddrüse, bei der die Schilddrüse gleichmäßig anschwillt. Dies tritt spontan auf.

Angriffspunkt ist der TSH-Rezeptor der Schilddrüsenzellen. Die Antikörper binden an den Rezeptor und haben dieselbe Auswirkung wie das TSH: Die Schilddrüsenzellen werden zu einer vermehrten Produktion der Schilddrüsenhormone angeregt. Die Folge: Ein Kropf entsteht.

Die Erkrankung trifft etwa ein Prozent der Bevölkerung, Frauen mehr als Männer. Da sie familiär gehäuft auftritt, vermutet man eine Veranlagung. Auslöser können Stress, Infektionen und kurz zurückliegende Geburten sein.

Symptome

Die Patienten nehmen an Körpergewicht ab und haben doch ständig Heißhunger. Weitere Symptome sind Unausgeglichenheit, Nervosität, Bluthochdruck und Hitzewallungen. Warum dieser genetische Autoimmuneffekt bei manchen Menschen aus-

!

Über die Ursachen
der Erkrankung
weiß man noch
sehr wenig.

bricht und bei anderen nicht, weiß man nicht. Man vermutet allerdings, dass Rauchen den Ausbruch begünstigen kann. Aber auch psychosomatische und psychische Aspekte können eine Rolle spielen.

Bei der Erkrankung spricht man auch vom Merseburger Trias, was sich auf die drei typischen Krankheitszeichen bezieht:

- Kropf
- hervortretende Augäpfel (sogenannte „Glotzaugen")
- gesteigerte Herzfrequenz

Die Symptome entsprechen denjenigen der Schilddrüsenüberfunktion. Das auffälligste Kennzeichen sind die hervorstehenden, glänzenden Augäpfel, die 40 Prozent der Patienten aufweisen. Dies entsteht durch Einlagerungen in das Gewebe um das Auge herum und in die Augenmuskeln.

Werden bei der Krankheit die Augen angegriffen, kommt es zu Lichtempfindlichkeit, Entzündungszeichen, Fremdkörpergefühl und einer Veränderung der Sehschärfe.

Ursache der Augenveränderungen sind die Antikörper, die auch zur Entstehung dieser Krankheit führen. Sie haben entzündliche Veränderungen im Bereich der Weichteile des Auges (Bindehaut, Unterhaut des Lides) sowie auch entzündliche Veränderungen an den Augenmuskeln zur Folge. Deshalb kann es zum Hervortreten der Augen kommen sowie zu unterschiedlich starken entzündlichen Veränderungen bis hin zu Sehstörungen wie Doppelbildern oder Schädigungen des Sehnervs. Bei einer Blutuntersuchung findet man stark erniedrigte TSH-Werte sowie erhöhte Spiegel von T3 und T4.

So behandelt der Arzt Morbus Basedow

Behandelt wird mit schilddrüsenblockierenden Medikamenten (Thyreostatika) für die Dauer eines Jahres. Je nach Verlauf ist die Behandlungsdauer länger oder kürzer, maximal jedoch zwei

Jahre. Dauert die Behandlung weniger als sechs Monate, sind häufig Krankheitsrückfälle zu beobachten.

In einigen Fällen hat man Glück und die Krankheitssymptome verschwinden. Im Falle eines Rückfalls oder ausgeprägter Augensymptomatik setzen Ärzte die Radiojodtherapie ein oder entfernen die Schilddrüse operativ.

Worauf gilt es bei der Ernährung zu achten? Wenn Sie normal essen, also zum Kochen und Würzen Jodsalz verwenden und etwa zweimal pro Woche Seefisch verzehren, erreichen Sie keine Jodmengen, die bei einer Überfunktion schädlich sind. Aufpassen sollten Sie dagegen bei Lebensmitteln mit sehr hohem Jodgehalt, wie Algen oder Seetang, die z. B. in asiatischen Restaurants angeboten werden. Auch Jodtabletten oder jodhaltige Desinfektionsmittel sollten Sie meiden. Steht bei Ihnen eine Röntgenuntersuchung mit jodhaltigen Kontrastmitteln an, sollten Sie dem Arzt unbedingt sagen, dass Sie unter Morbus Basedow leiden.

Der Schilddrüsen-Spezialist Professor Jürgen Hengstmann weist darauf hin, dass durch Jod der Verlauf der Basedowkrankheit deutlich verstärkt wird. Er empfiehlt, grundsätzlich Jodzusätze wegzulassen – was in Deutschland allerdings mit sehr viel Aufwand und dem Einkauf von meist ausländischen tierischen Produkten verbunden ist. Dann kann die medikamentöse Therapie die Überreaktion der gesamten Schilddrüse erfolgreich bremsen und der Basedow zum Stillstand kommen.

> **!**
>
> Seien Sie vorsichtig bei Lebensmitteln mit sehr hohem Jodgehalt.

Was kann man selbst gegen Augensymptome tun? Um sie zumindest etwas zu lindern, können Sie selbst einiges tun:

- Die Symptome werden schlimmer, wenn man raucht. Spätestens jetzt sollten Sie ans Aufhören denken.
- Gegen die Lichtempfindlichkeit helfen getönte Brillengläser oder eine Sonnenbrille. Außerdem hilft ein seitlicher Wind-

!

Lassen Sie sich von einem Arzt, der mit der Erkrankung vertraut ist, beraten.

schutz, um die Augen vor Wind, Zug oder Staub zu schützen, die das Auge reizen können.

- Tagsüber hilft das Einträufeln von „künstlichen Tränen" (methylzellulosehaltige Augentropfen) oder die Verwendung eines Augengels. Nachts ist eine Augensalbe gegen Reizerscheinungen hilfreich.
- Trockene, heiße Luft reizt die Augen; dies sollten Sie besser meiden (z. B. Sauna).
- Häufig bringt es Erleichterung, wenn man den Kopf zum Schlafen hoch lagert.
- Können Sie die Augenlider nicht mehr schließen, hilft nachts eine Augenklappe (ähnlich wie Schlafbrillen im Flugzeug).
- Bei Doppelbildern kann ein Optiker durch Aufbringen von Prismenfolien auf die Brillengläser eine Normalisierung des Seheindrucks erreichen.

Die folgende Tabelle hilft Ihnen, die Symptome bei Morbus Basedow und Schilddrüsenautonomie (folgender Abschnitt) zu unterscheiden.

Unterscheidung von Schilddrüsenautonomie und Morbus Basedow

!

Die Symptome finden Sie in der Tabelle.

SCHILDDRÜSENAUTONOMIE	MORBUS BASEDOW
Häufig: Kropf mit Knoten	Gewebe des Kropfes einheitlich
Schleichender Beginn	Plötzlicher Beginn
Älterer Patient	Jüngerer Patient
Männeranteil größer	Wenig Männer
Keine Augenveränderung	Häufig Augensymptome mit unterschiedlichem Schweregrad
Keine Antikörper	Vorhandene Schilddrüsenantikörper: TSH-R-AK, TPO-AK, Tg-AK

Tabelle nach Prof. Dr. Lothar-Andreas Hotze: „Schilddrüse – Mehr wissen – besser verstehen", TRIAS Verlag

Schilddrüsenautonomie

Bei der Schilddrüsenautonomie machen sich Schilddrüsenzellen „selbstständig", das heißt, dass der TSH-Rezeptor nicht mehr richtig funktioniert. Mit der Folge, dass es zu einer ständigen TSH-unabhängigen Aktivierung des Rezeptors und somit zu einer ständigen Stimulation der Schilddrüsenhormonproduktion und auch des Schilddrüsenwachstums kommt. Dies wird durch einen Jodmangel begünstigt. Deshalb haben viele Patienten, die einen Kropf haben, zusätzlich noch eine Schilddrüsenautonomie. Das Risiko, diese Erkrankung zu bekommen, steigt mit zunehmendem Lebensalter an. Meist tritt sie ab dem 50. Lebensjahr auf.

!

Bei der Schilddrüsenautonomie machen sich Schilddrüsenzellen „selbstständig".

Autonome Bezirke entwickeln sich häufig aus einem Jodmangelkropf, der knotig wird. Problematisch wird es bei einem plötzlichen Überangebot an Jod, wie dies bei Reisen ans Meer oder durch Röntgenkontrastmittel vorkommt. Dann werden die autonomen Bezirke meist überaktiv und produzieren vermehrt Schilddrüsenhormone. Man erkennt dies oft erst durch die Symptome der Schilddrüsenüberfunktion.

Schilddrüsen-Spezialist Professor Lothar-Andreas Hotze weist darauf hin, dass es auch in einer gesunden Schilddrüse Zellen gibt, die aktiver sind als andere. Unterliegen diese Zellen einer Regulation durch die Hypophyse, also das TSH, kann das Niveau der Schilddrüsenhormone dennoch immer exakt kontrolliert werden. Bei der Umwandlung zu autonomen Arealen spielen allerdings die aktiveren Bezirke eine besondere Rolle, denn nur diese verwandeln sich in autonome Zellen. Sie können als einzelne Knoten vorkommen, dann bezeichnet man die Krankheit als unifokale (= einknotige) Autonomie oder auch als warme oder heiße Knoten. Dies betrifft etwa ein Drittel der Patienten. Entstehen davon mehrere, spricht man von multifokaler (= mehrknotiger) Autonomie. Bei der Hälfte der Patienten ist dies der Fall. Sind die autonomen Zellen über die ganze Schilddrüse verteilt, spricht man von disseminierter oder diffuser Autonomie (= nicht knotige, über das ganze Organ verteilte autonome Zellen). Dies kommt etwa bei einem Sechstel der Fälle vor.

Formen der Schilddrüsenautonomie
- unifokale Autonomie (einzelne Knoten)
- multifokale Autonomie (mehrere Knoten)
- disseminierte/diffuse Autonomie (autonome Zellen in der ganzen Schilddrüse)

Zu Beginn kommt es zu einer Gegenregulation der Hypophyse: Die TSH-Produktion sinkt, das heißt, die „normalen" Schilddrüsenzellen produzieren weniger Hormone. Irgendwann reicht diese Einschränkung nicht mehr, um die Hormonproduktion auf einem normalen Level zu halten: Die Schilddrüsenhormonproduktion ist zu hoch. Je mehr autonome Bezirke in der Drüse vorhanden sind, desto mehr Hormone werden produziert und umso stärker sind die Symptome einer Schilddrüsenüberfunktion.

Etwa 5 Prozent der Bevölkerung Mitteleuropas hat autonome Bezirke in der Schilddrüse. Frauen sind davon fünfmal so häufig betroffen wie Männer.

Zur Diagnosestellung werden die Hormone im Blut untersucht sowie eine Ultraschalluntersuchung, die Aussagen über Größe und Form der Schilddrüse gibt, und eine Szintigrafie durchgeführt. Letztere liefert genauere Daten über die Form der Schilddrüsenvergrößerung und der Knoten. Sie zeigt auf, welche Teile der Schilddrüse in ihrer Funktion verändert sind.

Die kalten Knoten bestehen aus überlasteten Zellen, die ihre Arbeit eingestellt haben und keine Hormone mehr produzieren. Im schlimmsten Fall können sie durch das enorme Zellwachstum bösartig wuchern. Die heißen Knoten hingegen produzieren un-

!

An einer Schilddrüsenautonomie leiden etwa 5 Prozent der Mitteleuropäer.

!

Kalte Knoten bestehen aus überlasteten Zellen, die ihre Arbeit eingestellt haben.

kontrolliert immer mehr Hormone, ohne dass das Gehirn sie dazu auffordert. Dadurch wird das komplizierte Zusammenspiel der Hormone im Körper durcheinandergebracht.

So behandelt der Arzt eine Schilddrüsenautonomie
Kann man dies nicht genau abgrenzen, ist häufig eine Klärung durch eine Schilddrüsenoperation erforderlich. Dann werden die heißen Knoten durch Ausschälung aus dem Schilddrüsengewebe entfernt. Bei der multifokalen oder der disseminierten Autonomie ist zuerst einmal eine Radiojodtherapie erforderlich.

Ist der autonome Teil der Schilddrüse klein und der Stoffwechsel ausgeglichen, kann es ausreichen, regelmäßige Kontrolluntersuchungen durchzuführen. Leiden Sie an einer nur leichten Schilddrüsenautonomie, kann diese auch durch Medikamente (Thyreostatika) behandelt werden, die die Schilddrüsenfunktion unterdrücken. Leider ist eine Heilung der Krankheit jedoch nicht möglich und bei schweren Fällen bleibt nur eine Radiojodtherapie oder eine Operation.

Schilddrüsenentzündungen
Eine Entzündung der Schilddrüse – medizinisch Thyreoiditis – kann unterschiedliche Ursachen haben. Grundsätzlich unterscheidet man:

*   Schilddrüsenentzündungen, die durch Bakterien oder andere Krankheitserreger verursacht werden
*   Schilddrüsenentzündungen, die auf einer Fehlregulation des Immunsystems (Autoimmunthyreoiditis, AIT) beruhen

Letztere führen langfristig zu einem Untergang von Schilddrüsengewebe, sodass ein Mangel an Schilddrüsenhormonen entsteht, der in der Regel medikamentös ausgeglichen wird. Krankheitserreger werden konventionell, z. B. mit Antibiotika behandelt.

Haben oder hatten Sie eine Schilddrüsenentzündung, besteht bei Jodzufuhr das Risiko einer Unterfunktion. In diesem Falle sollten Sie besser Schilddrüsenhormone erhalten.

Sehr selten kann es bei einer Radiojodtherapie zu entzündlichen Reaktionen im Bereich des Halses kommen. Das haben Patienten jedoch fast nur nach Behandlung bei Schilddrüsenkrebs, wenn eine hohe Dosierung des Radiojods notwendig ist. Die Symptome sind Schmerzen, die einer Halsentzündung oder einem grippalen Infekt mit Schmerzen im Kehlkopfbereich und Luftröhrenbereich ähnlich sind.

Hashimoto-Thyreoiditis

Die Hashimoto-Thyreoiditis ist eine chronische Autoimmunerkrankung der Schilddrüse. Das bedeutet, dass der Körper Freund und Feind verwechselt und die Schilddrüse angreift wie einen unwillkommenen Eindringling. Die Folge ist ein chronischer Entzündungsprozess, der schleichend verläuft und daher oft erst spät, manchmal erst nach vielen Jahren, erkannt wird. Manche Experten halten die Hashimoto-Thyreoiditis für die häufigste Schilddrüsenkrankheit. Meistens erkranken Frauen (90 Prozent).

Leicht zu erkennen ist die Krankheit nicht, da sie anfangs keine Beschwerden verursacht. Zu Beginn tritt häufig eine vorübergehende Überfunktion auf, in der Regel ohne Symptome. Dies ist die Folge der Freisetzung von Schilddrüsenhormonen aufgrund der Zerstörung von Schilddrüsenzellen. Diese Phase dauert etwa vier bis acht Wochen. Anschließend kommt eine „stumme Phase", die mehrere Jahre dauern kann. Es entwickelt sich eine immer stärker werdende Unterfunktion, die mit entsprechender Hormonzufuhr ausgeglichen werden muss. Währenddessen produziert der Organismus Antikörper (TPO-Antikörper), die an den Schilddrüsenzellen andocken und so verhindern, dass diese Bereiche arbeiten.

!

Bei einer Hashimoto-Thyreoiditis greift der Körper die Schilddrüse an.

!

Bei der Hashimoto-Thyreoiditis schrumpft die Drüse in den meisten Fällen im Laufe der Zeit.

Die Bildung von Antikörpern gegen die Schilddrüse ist vermutlich relativ häufig. Eine Untersuchung in den USA fand diese Störung bei 12,5 Prozent der Gesamtbevölkerung. Demnach kann man bei uns vermuten, dass über 10 Millionen Menschen Antikörper gegen Schilddrüsengewebe aufweisen.

Die Ursache der Krankheit ist eine genetische Veranlagung. Sie tritt familiär gehäuft auf und in den betroffenen Familien besteht darüber hinaus ein erhöhtes Risiko, an Morbus Basedow zu erkranken. Die Hashimoto-Thyreoiditis bricht bei einer hormonellen Umstellung aus oder bei zusätzlichen Faktoren wie Stress, bestimmten Umwelteinflüssen oder Infektionen.

Symptome Die Symptome entsprechen selten dem traditionellen Bild der Unterfunktion und sie variieren von Patient zu Patient. 1000 Patienten können 1000 unterschiedliche Beschwerden bekommen. Warum das so ist, weiß man nicht.

Nicht selten werden die Patienten als Simulanten betrachtet, sie suchen oft jahrelang nach dem Grund für ihre Beschwerden. Man hält sie für depressiv oder hysterisch, manchen wird gesagt, dass ihre Beschwerden durch Bewegungsmangel und zu viel Essen kommen. Viele haben einen so starken Leidensdruck, dass sie viele verschiedene Ärzte aufsuchen, ohne eine Lösung zu finden.

Oft vergrößert sich die Schilddrüse zu Beginn, dann verkleinert sie sich jedoch wieder. Die chronische Entzündung kann sogar zu einem vollständigen Untergang des Schilddrüsengewebes führen. Man nennt das medizinisch atrophische Thyreoiditis.

Bei Frauen können die Monatsblutungen unregelmäßig werden und Unfruchtbarkeit kann hinzukommen. Männer können zeugungsunfähig werden.

Bei einer Blutuntersuchung findet man Antikörper, die gegen das Enzym Schilddrüsenperoxidase (TPO, TPO-AK) und oft auch gegen Thyreoglobulin (Tg-AK) gerichtet sind. Da die Hashimoto-Thyreoiditis in Schüben verläuft, ist die Anzahl der Antikörper mal höher und mal niedriger.

!

Nicht selten hält man Hashimoto-Patienten für Simulanten.

Es gibt allerdings Fälle, bei denen sich die typischen Antikörper nicht feststellen lassen, man spricht dann medizinisch von einer ausgebrannten Thyreoiditis. Seltsamerweise kann man die Antikörper auch in bis zu 5 Prozent der schilddrüsengesunden Bevölkerung nachweisen. Infolgedessen genügt ein positiver Antikörpernachweis für die Diagnose nicht.

Man erkrankt in der Regel zwischen dem 40. und 60. Lebensjahr, jedoch beginnt die Erkrankung oft in Zeiten hormoneller Umstellung, also in der Pubertät, nach Schwangerschaften (postpartale Thyreoiditis) und zu Beginn der Wechseljahre. Allerdings können sogar auch Kinder betroffen sein.

Deutliche Symptome der Erkrankung treten bei etwa ein bis 2 Prozent der Bevölkerung auf. Jedoch sollen viermal so viel von der Erkrankung betroffen sein.

Nach neueren Untersuchungen vermutet man, dass eine erhöhte Jodzufuhr (vermehrte Verwendung von Jodsalz in industriell hergestellten Lebensmitteln, Kantinen, Restaurants sowie jodiertem Tierfutter) die Hashimoto-Thyreoiditis fördert. Das bedeutet: Ohne ärztliche Empfehlung sollten Sie nicht zu erhöhten Jodmengen in Form von Tabletten oder Nahrungsergänzungsmitteln greifen.

> **!**
>
> Nehmen Sie nicht auf eigene Faust Jodtabletten ein!

Therapie   Hashimoto kann zwar nicht geheilt, aber mit Schilddrüsenhormonen gut behandelt werden.

Unbedingt erforderlich sind regelmäßige Untersuchungen der Schilddrüse, da bei Patienten mit Hashimoto-Thyreoiditis gehäuft verschiedene Krebsformen auftreten. Auch ist das Risiko für weitere Autoimmunerkrankungen bei etwa einem Viertel der Patienten erhöht, so Typ-1-Diabetes, perniziöse Anämie (eine Art Blutarmut), rheumatische Erkrankungen, Vitiligo (Weißfleckenkrankheit), Zöliakie (Glutenunverträglichkeit), Alopecia areata (eine spezielle Form des Haarausfalls), Magenschleimhautentzündung oder eine Zerstörung der Nebennieren, die mit einem

Mangel an dem Hormon Kortisol (Morbus Addison) verbunden ist. Umgekehrt sollten Patienten mit diesen Erkrankungen auch die Schilddrüse untersuchen lassen.

Die Heilpraktikerin Clementina Rabuffetti aus Berlin empfiehlt eine jodarme Kost, gekoppelt mit klassischer Homöopathie. Sie stellte bei ihren Patienten fest, dass sie binnen kurzer Zeit weniger Beschwerden und längerfristig deutlich bessere Schilddrüsenbefunde hatten. Das kann bis zum dauerhaften Verschwinden der Antikörper und zur Stabilisierung der TSH-Werte führen.

Ein Selenmangel kann die Problematik verstärken, da damit ein geringerer Schutz der Schilddrüse vor aggressiven Stoffwechselverbindungen verknüpft ist. Oft wird Selen daher in Kombination mit der Gabe von Schilddrüsenhormonen verabreicht.

Kann zu viel Jod die Ursache sein? Man vermutet einen Zusammenhang zwischen einer sehr hohen Jodzufuhr und dem häufigeren Auftreten der Hashimoto-Thyreoiditis.

Eine bedarfsgerechte Jodzufuhr durch Fisch, Milch(-produkte) und Jodsalz bereitet Hashimoto-Patienten nachgewiesenermaßen keinerlei Probleme. Dagegen kann eine extrem hohe Jodzufuhr über 300 µg täglich zu einer Erhöhung der entzündlichen Aktivität in der Schilddrüse führen. Daher wird Hashimoto-Patienten mit aktiver Entzündung vorsorglich empfohlen, auf Jod- und Algentabletten, jodhaltige Heilwässer oder asiatische Speisen (Sushi und andere in Algen gewickelte Speisen, Seetang) zu verzichten. Auch Agar-Agar – den Gelatineersatz aus Algen – sollten Sie meiden (bei gekauftem Kuchen nachfragen, ob dieses Geliermittel verwendet wurde.) Jodhaltige Nahrungsergänzungsmittel sollten Sie nicht zu sich nehmen. In Einzelfällen beobachtete man sogar eine individuelle Überempfindlichkeit gegenüber jodhaltigen Nahrungsmitteln wie Fisch oder Jodsalz. Hatten Sie bislang keine Probleme damit, können Sie beides weiter zu sich neh-

! Wegen des erhöhten Krebsrisikos sind regelmäßige Untersuchungen unerlässlich.

! Verzichten Sie auf Jod- und Algentabletten, in Algen eingewickelte Speisen und Agar-Agar.

men. Ist dagegen die Entzündung bereits mit einer Inaktivität der Schilddrüse gekoppelt, schaden auch hohe Jodmengen nicht mehr, da das Element von der Schilddrüse nicht mehr aufgenommen wird.

Experten sehen in Jod nicht die Ursache, sondern nur den Auslöser der Autoimmunerkrankung. Jedoch weiß man bislang nicht, welche Mengen Jod dafür notwendig sind. Man weiß auch nicht, ob es nicht der verbesserte Nachweis ist, der für eine Erhöhung der Fallzahl verantwortlich ist.

Eine kurzfristige Jodbelastung, z. B. im Rahmen einer Röntgenkontrastmittel-Untersuchung ist dagegen problemlos. Ein gegen Herzrhythmusstörungen verwendetes Medikament (Amiodaron) enthält mit 6 mg/Tag extrem viel Jod. Diese extrem hohen Jodmengen können eine Autoimmunthyreoiditis oder auch eine Schilddrüsenüberfunktion auslösen. Das Medikament wird jedoch nur in einer lebensgefährlichen Situation gegeben, sodass eine mögliche Schilddrüsenüberfunktion in Kauf genommen und entsprechend behandelt werden muss.

!

Rauchen wird als Risikofaktor betrachtet.

Silent-Thyreoiditis

Es gibt noch eine andere Variante der Schilddrüsenentzündung, die sehr selten ist und völlig ohne Schmerzsymptome (daher engl. silent = still) verläuft. Die entzündlichen Veränderungen findet man bei einer Gewebeuntersuchung. Allerdings treten oft heftige, plötzlich einsetzende Überfunktionen auf. Man vermutet, dass diese Erkrankung eine Form der Hashimoto-Thyreoiditis ist, die nicht chronisch wird.

Das Gute daran ist, dass sie innerhalb von einigen Monaten von selbst verheilt. Eine Behandlung ist unter Umständen nur in der Phase der starken Überfunktion erforderlich. Dann werden bei Beschwerden Thyreostatika eingesetzt; meist genügen pflanzliche, die keinerlei Nebenwirkungen haben.

Weitere seltene Schilddrüsenerkrankungen und -probleme
Außer den hier vorgestellten Schilddrüsenerkrankungen gibt es noch weitere Probleme bzw. Erkrankungen, die allerdings ausschließlich konventionell behandelt werden können. Dazu gehören die Nebenschilddrüsenüberfunktion, der seltene Schilddrüsenkrebs, eine Jodunverträglichkeit und Schilddrüsenzysten. Auf diese können Sie selbst kaum Einfluss nehmen, weshalb sie hier auch nicht eingehender vorgestellt werden.

Schilddrüsenprobleme in speziellen Lebensphasen

Schwangerschaft, Stillzeit, Wechseljahre und Co.

In den Lebensabschnitten einer Frau, die mit starken hormonellen Veränderungen verbunden sind, wie Schwangerschaft und die Zeit nach einer Entbindung sowie die Wechseljahre, kann es nötig sein, eine begonnene Therapie mit Schilddrüsenhormonen der entsprechenden Lebensphase anzupassen. Auch Schilddrüsenerkrankungen können dann auftreten. Schließlich kann auch Unfruchtbarkeit mit der Drüse zusammenhängen.

Unerfüllter Kinderwunsch

Wie bereits erwähnt, mischt sich die Schilddrüse überall ein, so auch in die Fruchtbarkeit. So haben Schilddrüsenhormone einen Einfluss auf die Hormonproduktion der Eierstöcke (und ebenso der Hoden beim Mann). Meist infolge einer Unterfunktion, aber möglicherweise auch bei einer Überfunktion können unregelmäßige Monatsblutungen bis hin zum Ausbleiben der Regelblutungen auftreten. Sogar bei einer regelmäßigen Periode kann die erwünschte Schwangerschaft ausbleiben, wenn bei der Frau eine

> **!**
>
> Schilddrüsenhormone beeinflussen die Hormonproduktion der Eierstöcke und Hoden.

unentdeckte Unterfunktion vorliegt – selbst wenn sie nur ganz leicht ist. Schilddrüsen-Experte Professor Lothar-Andreas Hotze führt ungefähr ein Drittel aller unerfüllten Kinderwünsche auf eine Schilddrüsenunterfunktion zurück. Dabei müssen die Abweichungen beim TSH-Wert nicht einmal groß sein, kleine Abweichungen reichen aus. Wird die Schilddrüsenfunktion jedoch reguliert, ist eine Schwangerschaft kurze Zeit danach möglich.

Fazit: Bei unerfülltem Kinderwunsch sollten Frau und Mann ihre Schilddrüse untersuchen lassen.

Die Hormone in der Schwangerschaft

Dass eine ausreichende Jodaufnahme während der Schwangerschaft wichtig ist, konnten Sie bereits lesen. Ab der 10. Schwangerschaftswoche sind 100 µg in Tablettenform zusätzlich zu empfehlen. Sogar Schwangeren mit Hashimoto-Thyreoiditis wird dies nahegelegt, zusätzlich zum Selen und Vitamin B12. Dabei dient die zusätzliche Jodzufuhr ausschließlich der Versorgung der kindlichen Schilddrüse.

Während der Schwangerschaft ist der gesamte Grundumsatz erhöht, der Körper läuft sozusagen auf Hochtouren. Durch das Schwangerschaftshormon hCG kann es bis etwa zum dritten und vierten Monat sogar zu einer leichten Überfunktion kommen, da das HCG ähnlich wie TSH wirkt und die Schilddrüse zu einer gesteigerten Produktion von Hormonen anregt.

> **!**
>
> Während einer Schwangerschaft, aber auch in der Stillzeit, wird bei einer Überfunktion das pflanzliche Präparat Wolfstrappkraut gewählt.

Gerade während einer Schwangerschaft, aber auch in der Stillzeit, wird bei einer Überfunktion das pflanzliche Präparat Wolfstrappkraut gewählt (siehe Seite 120). Sollte das nicht ausreichen, kann Ihnen der Frauenarzt auch ein chemisches Präparat verschreiben.

Eine Schwangerschafts-Schilddrüsenüberfunktion heilt meist ohne Behandlung aus.

Kropf in der Schwangerschaft

Auch während der Schwangerschaft kann ein Kropf auftreten. Dies ist jedoch infolge der verbesserten Jodversorgung heute seltener geworden. Auch, um einen Kropf zu verhindern, sollten Sie ab der 10. Schwangerschaftswoche 100 µg Jod zuführen. Tritt trotzdem eine Vergrößerung der Schilddrüse oder ein Knoten auf, empfiehlt sich die gleichzeitige Gabe von Schilddrüsenhormonen.

> **!**
> Führt man in der Schwangerschaft kein Jod extra zu, kann sich sogar beim Ungeborenen ein Kropf entwickeln.

Schilddrüsenprobleme nach der Geburt: die Postpartum-Thyreoiditis

Bis zu etwa 10 Prozent aller Frauen entwickeln zwei bis acht Monate nach der Geburt eine Autoimmunerkrankung – eine spezielle Form der Hashimoto-Thyreoiditis, die Mediziner als Postpartum-Thyreoiditis bezeichnen (lat. post partum = nach der Geburt). Diese Überfunktion kann bis zu sechs Monate, in Einzelfällen bis zu neun Monate anhalten. Bei vier von fünf Frauen geht sie in eine normale Funktion über, bei den anderen kann auch eine Schilddrüsenunterfunktion entstehen. Das bedeutet, dass eine längerfristige Überprüfung in jährlichem Abstand erforderlich ist. Auch bei nachfolgenden Schwangerschaften kann es wieder zu dieser Form der Schilddrüsenentzündung kommen.

> **!**
> Die Postpartum-Thyreoiditis kann in einer weiteren Schwangerschaft erneut auftreten.

Die Anzeichen dafür können leicht übersehen werden, da sie oft auf die üblichen Umstände bei der Betreuung von Neugeborenen zurückgeführt werden. Typische Merkmale sind:

- Schlaflosigkeit
- Nervosität und Gereiztheit
- Schwitzen
- Haarausfall
- Gewichtsabnahme
- Pulsbeschleunigung

Der Arzt wendet für die Untersuchung die Diagnostik der Hashimoto-Thyreoiditis an. Der sogenannte Babyblues nach der Entbindung – die Frau ist unglücklich, obwohl sie eigentlich glücklich sein sollte, da sie ihr eigenes Kind in den Armen hält – kann durch eine Unterfunktion der Schilddrüse (mit-)bedingt sein.

Die verflixten Wechseljahre und die Schilddrüse

Da in den Wechseljahren die Produktion des weiblichen Sexualhormons Östradiol abnimmt, kommt es auch zu einer verringerten Produktion des hormonbindenden Eiweißes. Die Wirkung der Schilddrüsenhormone auf die Körperzellen wird stärker. Dadurch kann sich auch eine bis dahin klinisch unbemerkte, beginnende Überfunktion in den Wechseljahren bemerkbar machen.

Kinder und Jugendliche: Vorsorge tut not!

Die Schilddrüsenhormonbildung beginnt beim Ungeborenen zwischen der 10. und 12. Schwangerschaftswoche. Bereits beim Fetus kann eine Schilddrüsenunterfunktion bestehen; dies kommt bei etwa jedem 4000. Kind vor. Ist diese angeboren, dann ist das Hormon TSH im Blut des Neugeborenen sehr hoch. Um schlimme Folgen dieser Unterfunktion auszuschließen, wurde in den 1980er-Jahren in ganz Deutschland das Neugeborenen-Screening zwingend eingeführt. Dazu wird dem Baby zwischen dem dritten und fünften Lebenstag Blut aus der Ferse entnommen. Damit kann festgestellt werden, ob eine derartige Unterfunktion vorliegt, die dann auch sofort behandelt wird, um Folgen wie verringertes Längenwachstum und geistige Fehlfunktion zu verhindern.

> **!**
>
> Das Neugeborenen-Screening deckt eine eventuelle Unterfunktion auf.

Bereits bei Kindern möglich: Schilddrüsenunterfunktion

Eine Schilddrüsenunterfunktion kann insbesondere während der Pubertät auftreten. Dann ist der Bedarf an Schilddrüsenhormonen oft besonders hoch. Die Ursache für die Unterfunktion kann die Autoimmunkrankheit Hashimoto-Thyreoiditis sein.

Auch ein Kropf kann sich bei Kindern und Jugendlichen entwickeln. Das ist aufgrund der verbesserten Jodversorgung heutzutage zwar selten, aber doch möglich. Dann wird eine niedrig dosierte Schilddrüsenhormontherapie eingeleitet. Im Abstand von sechs bis zwölf Monaten wird dieser Befund dann kontrolliert.

Die Anzeichen einer Unterfunktion sind:
- Konzentrationsschwäche
- Müdigkeit
- Gewichtszunahme
- Schlafstörungen
- Symptome, die mit dem Aufmerksamkeitsdefizitsyndrom (ADHS) verwechselt werden können
- Schulprobleme

! Eine Unterfunktion kann insbesondere während der Pubertät auftreten.

! Sollten Sie bei Ihrem Kind diese Symptome feststellen, lassen Sie es ärztlich untersuchen.

Wenn man älter wird

Bei älteren Menschen treten auch heute noch Schilddrüsenerkrankungen häufig auf, da sie mit einem Jodmangel aufgewachsen sind. Erst seit Anfang bis Mitte der 1990er-Jahre ist die Jodversorgung besser. Hinzu kommt, dass ein bestehender Kropf mit zunehmendem Alter meistens größer wird. Häufig gesellt sich eine Autonomie in diffuser oder knotiger Form hinzu. Auch kalte Knoten, die unter Umständen bösartig sein können, finden sich. Typische Anzeichen einer Unterfunktion sind:
- Vergesslichkeit
- Müdigkeit und Abgeschlagenheit
- verminderte Leistungsfähigkeit
- Auftreten von depressiven Verstimmungen
- Konzentrationsschwäche
- Kälteempfindlichkeit
- Gewichtszunahme

! Oft werden die Symptome übersehen, da sie dem Alter zugeschrieben werden.

- kühle und trockene Haut
- Verstopfung

Eine mögliche Unterfunktion kann der Arzt leicht ausschließen oder mit einfachen Labortests feststellen (TSH, fT4, Autoantikörper). Therapiert wird sie mit künstlichen Schilddrüsenhormonen, deren Dosierung im Laufe der Zeit optimiert wird.

Wie leicht eine Unterfunktion übersehen wird, zeigt eine Untersuchung in amerikanischen Alters- und Pflegeheimen: Bis zu 20 Prozent der Bewohner hatten eine deutliche Unterfunktion!

So manches Mal ist auch eine ärztliche Maßnahme schuld an der Unterfunktion: Operationen, Jodtherapie, eine Behandlung mit Thyreostatika. Aber auch eine schwer zugängliche ärztliche Versorgung, ein Wohnortwechsel oder ein Wechsel des Hausarztes kommen als Ursache infrage.

Neben der Unterfunktion kommt bei älteren Menschen ebenfalls eine Schilddrüsenüberfunktion vor; die Symptome werden allerdings meist einer Herzerkrankung (Herzschwäche, Herzarrhythmien) zugeschrieben. Ohne eine Schilddrüsenerkrankung in Betracht zu ziehen, werden den Betroffenen dann Herzmedikamente verordnet – Arzneien, die sich durch eine Behandlung der Schilddrüsenprobleme vermeiden ließen.

> **!**
>
> Eine Überfunktion wird bei älteren Menschen meist irrtümlich einer Herzerkrankung zugeschrieben.

Folgende Anzeichen können eine Überfunktion bedeuten und sollten eine Schilddrüsenuntersuchung nach sich ziehen:

- unregelmäßiger Puls
- Herzrasen oder -stolpern
- Kurzatmigkeit
- Wassereinlagerung in den Beinen
- Gewichtsverlust
- Schwäche
- Appetitlosigkeit

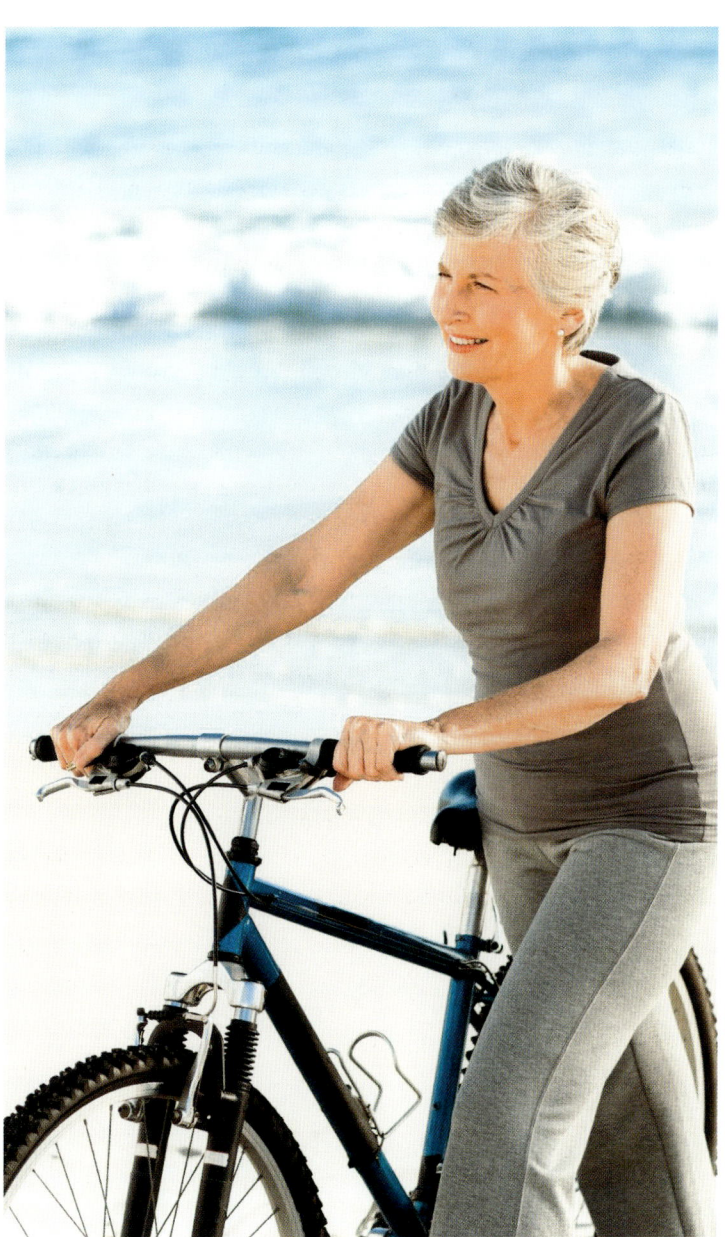

Bei älteren Menschen wird eine Schilddrüsenunterfunktion oft übersehen. Dabei kann sie vom Arzt leicht festgestellt werden.

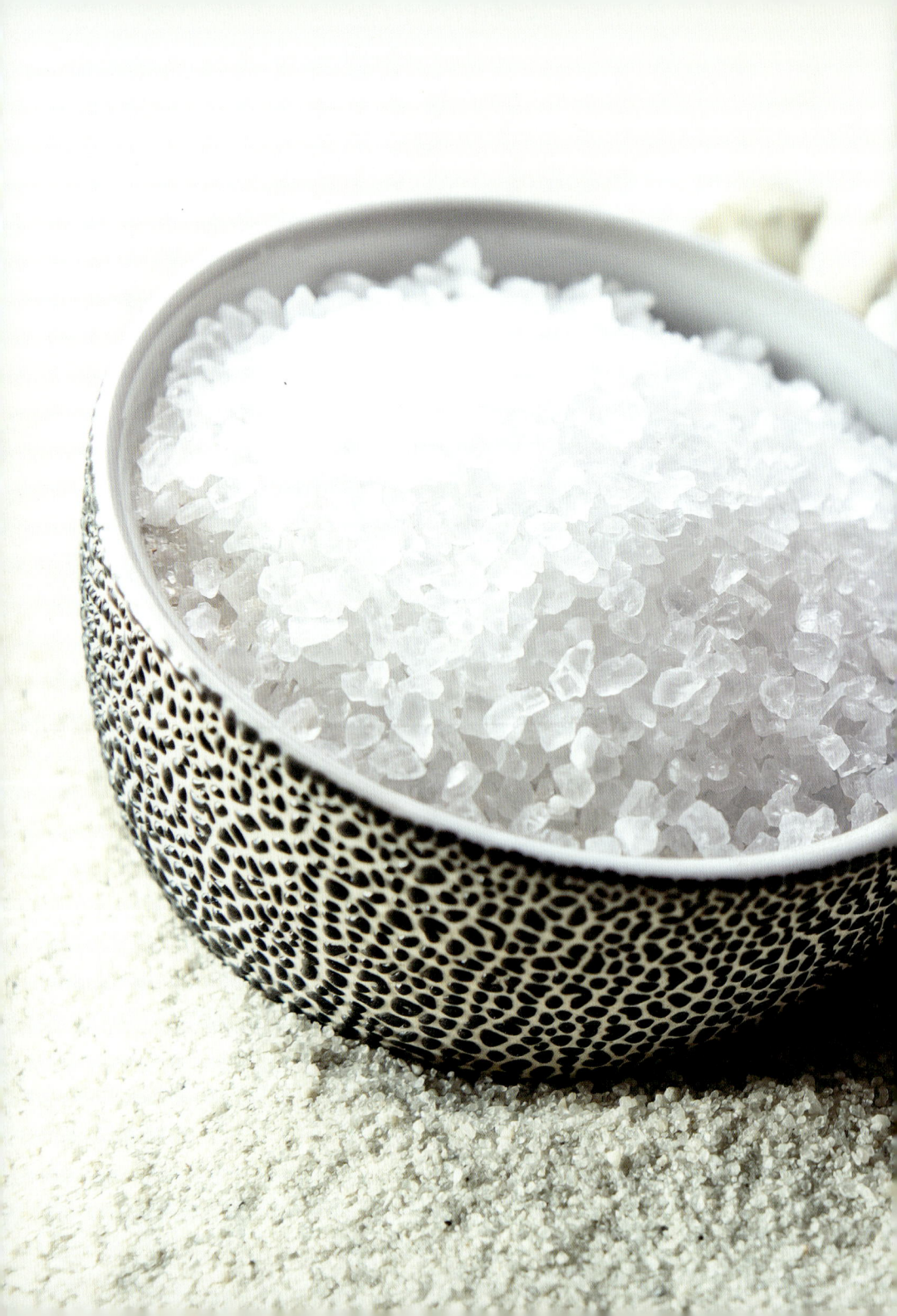

NOTWENDIG ZUM LEBEN: JOD

Die Gesundheit Ihrer Schilddrüse steht und fällt mit einer guten Jodversorgung. Lesen Sie hier, wie Sie Ihren Bedarf an diesem lebensnotwendigen Spurenelement decken, in welchen Nahrungsmitteln es natürlich vorkommt, wie Sie einem Jodmangel entgegenwirken und worauf Sie bei der Einnahme achten sollten. Denn hier gilt definitiv nicht die Devise „Viel hilft viel".

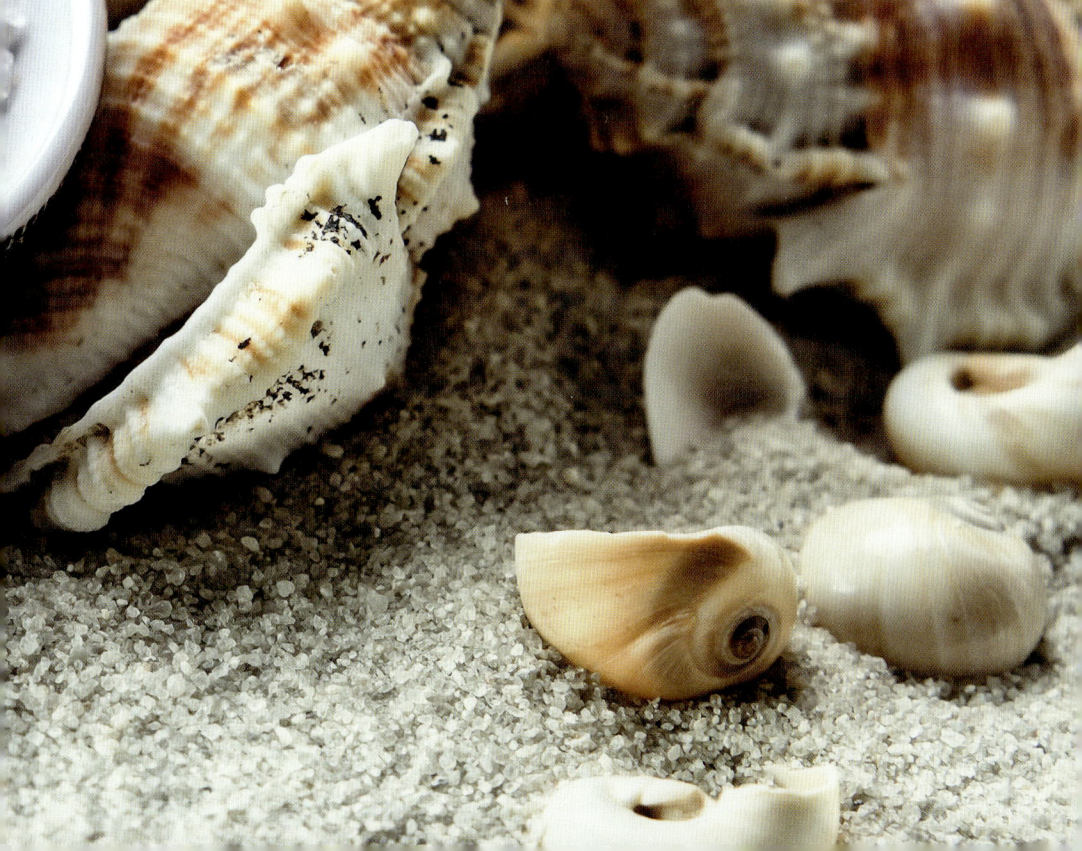

Den Jodbedarf natürlich decken

Damit die Schilddrüse ihre umfangreichen Aufgaben erfüllen kann, benötigt sie vor allem eines: Jod. Dieser Mineralstoff ist ein unentbehrlicher Baustein der Schilddrüsenhormone T3 und T4; kein anderer Mineralstoff kann die Funktion von Jod übernehmen. Da Jod z. B. über den Abbau der Hormone ausgeschieden wird, müssen wir unserem Körper immer ausreichende Jodmengen zuführen.

Die Regulation der Jodaufnahme und -abgabe

Jod liegt in der Nahrung als Salz oder an andere Nahrungsbestandteile gebunden vor, wird in dieser Form im Magen-Darm-Trakt aufgenommen und auch im Blut verteilt. Es gelangt über das Blut zur Schilddrüse. Dort befindet sich in bestimmten Zellen ein sogenannter Natrium-Iodid-Symporter (NIS), der Jod in den Schilddrüsenzellen anreichert.

Die Jodkonzentration im Blut wird immer auf demselben Stand gehalten. Wird eine bestimmte Jodmenge im Blut überschritten, wird sein Einbau in die Schilddrüsenhormone und auch seine Freisetzung ins Blut gestoppt. Überschüssiges Jod wird dann zu 80 Prozent über den Urin ausgeschieden, zum geringen Teil über die Galle und den Stuhl, bei Stillenden zu 51 Prozent über die Milch.

Wie Jod im Körper gespeichert wird

Etwa 10 bis 20 mg Jod haben wir im Körper; etwa drei Viertel des gesamten Körperbestandes an Jod enthält die Schilddrüse. Den Rest findet man – in der Regel in Form der Schilddrüsenhormone – in Muskulatur, Galle, Leber, Hypophyse, Speicheldrüsen und verschiedenen Teilen des Auges.

Die Schilddrüse kann bei guter Versorgung 10 mg Jod speichern. Dies entspricht dem Bedarf an Jod für drei bis sechs Mona-

!

Drei Viertel des gesamten Körperbestandes an Jod findet sich in der Schilddrüse.

te. Eine kurzzeitig erniedrigte Jodzufuhr bedeutet somit nicht sofort auch einen Jodmangel. Dennoch ist es wichtig, ausreichend Jod mit der Nahrung aufzunehmen, damit die Schilddrüse ihre Funktion voll erfüllen kann. Essen Sie regelmäßig jodhaltige Lebensmittel wie Meeresfisch und nutzen Jodsalz, brauchen Sie sich um Ihre Schilddrüse in der Regel nicht zu sorgen. Sie benötigen auch keine zusätzlichen jodhaltigen Nahrungsergänzungsmittel.

Jodhaltige Medikamente sowie die jodierten Röntgenkontrastmittel, die bis zu einem Gramm Jod pro Anwendung enthalten können, lagern sich im Fettgewebe ein. Von dort werden sie nur langsam freigesetzt und unter Abspaltung von Jod abgebaut.

Bei einer überhöhten Jodzufuhr wird die Jodaufnahme eingeschränkt. Dies nutzt man auch zur Blockade der Aufnahme von radioaktivem Jod durch die Schilddrüse bei medizinischen Untersuchungen oder zur Vorbeugung vor Strahlenschäden durch radioaktive Jodverbindungen in kerntechnischen Anlagen und nach Reaktorunfällen. Durch die Gabe einer ausreichenden Jodmenge (12 mg täglich für Säuglinge und 100 mg für Erwachsene) für einige Tage wird die weitere Jodaufnahme blockiert und damit eine Strahlenschädigung der Schilddrüse verhindert. Bei anschließender normaler Aufnahme wird Jod durch die Schilddrüsenzellen abgegeben und der hemmende Effekt wieder aufgehoben.

!

Um Strahlenschäden bei einem atomaren Unfall zu begrenzen, werden hoch dosierte Jodtabletten vorrätig gehalten.

Wofür der Körper Jod braucht

Jod wird nur als Bestandteil der Schilddrüsenhormone benötigt. Bei einem Jodmangel kann die Schilddrüse nicht genügend Hormone bilden. Dann reagieren die Gehirndrüsen mit Steuerungshormonen. Der Körper versucht den Mangel wettzumachen, indem er mehr hormonproduzierendes Gewebe bildet – die Schilddrüse wächst, bis sie als Kropf (Struma) sichtbar wird. Mit diesem zusätzlichen Gewebe versucht der Körper, den Mangel

!

Mit Jod bildet die Schilddrüse Hormone.

auszugleichen und auch die kleinste Jodmenge noch aus dem Blut herauszufiltern.

Jede Störung der Schilddrüsenhormone wirkt sich auf den Grundumsatz aus. Die Überfunktion der Schilddrüse erhöht, eine Unterfunktion erniedrigt ihn.

Eine jodarme Ernährung führt nicht nur zum Kropf, sondern kann auch die Entstehung von Schilddrüsenkrebs begünstigen.

Lebensmittel, die uns mit Jod versorgen

Die Menge macht's

Der genaue Jodbedarf ist schwierig zu ermitteln, da sich der Körper innerhalb gewisser Grenzen an ein unterschiedliches Jodangebot in der Nahrung anpassen kann. Deshalb orientiert man sich an Mengen, die zur Verhütung von Mangelzuständen erforderlich sind. Tatsächlich benötigt werden 111 bis 126 µg/Tag, in der Literatur findet man auch Angaben zwischen 111 und 250 µg Jod. Ältere Personen dürfen pro Tag nicht mehr als 50 bis 100 µg Jod aufnehmen, da sie die Hormone langsamer abbauen. Dazu kommt, dass sie häufiger als jüngere Menschen sogenannte autonome Bezirke (siehe Seite 47) in ihrer Schilddrüse aufweisen, die durch eine höhere Jodzufuhr aktiviert werden können.

> **!**
>
> In unserem ganzen Leben brauchen wir nur 4 bis 5 g Jod!

Umgerechnet auf das ganze Leben benötigen wir insgesamt nur 4 bis 5 Gramm Jod. Das ist wirklich nicht viel und dennoch werden auch heute noch viele Schilddrüsenkrankheiten durch einen Jodmangel ausgelöst.

Der Jodbedarf hängt auch von Faktoren ab wie Alter, Umweltbelastung (z. B. Rauchen und Nitratzufuhr über die Nahrung) und der Aufnahme von kropfbildenden pflanzlichen Nahrungsbestandteilen. Der genaue Bedarf kann über die Menge der vom Körper gebildeten Schilddrüsenhormone ermittelt werden.

Babys benötigen Jod bereits vor der Geburt

Ab der zehnten bis zwölften Schwangerschaftswoche bildet das ungeborene Kind selbst Schilddrüsenhormone und benötigt dafür ausreichend Jod. Etwa 50 µg benötigt ein Fetus täglich, welches er aus dem Nabelschnurblut aufnimmt. Bekommt das Ungeborene weniger als diese Menge, besteht das Risiko, dass es eine vergrößerte Schilddrüse bekommt. Darüber hinaus hat ein Schilddrüsenhormonmangel beim Kind eine Minderentwicklung, zentrale Entwicklungsstörungen (Taubheit, motorische Koordination, Sprachstörungen) oder Reifungsdefizite (Lungenreifung) zur Folge. Langfristig kann es zu Lern- und Entwicklungsstörungen und verminderter Intelligenz kommen.

Ein Jodmangel vor und während der Schwangerschaft wird auch für eine fehlende Einnistung des befruchteten Eis in die Plazenta, für Fehl- und Todgeburten, Fehlbildungen sowie eine erhöhte Sterblichkeit des Kindes nach der Geburt und auch später verantwortlich gemacht.

> **!**
>
> Leidet die Mutter an einem Jodmangel, kann sich der Fetus nicht richtig entwickeln.

Ein schwerer Jodmangel während der Schwangerschaft führt beim Baby zu einer Krankheit, die Kretinismus genannt wird und geistige Defekte, Taubstummheit, Innenohrstörungen und Schielen hervorruft. Diese Krankheit tritt praktisch nur noch in Entwicklungsländern auf. Dennoch erhalten Schwangere vorsichtshalber Jodtabletten, um einen Mangel auf alle Fälle zu verhindern.

Damit das Ungeborene ausreichend versorgt wird, empfiehlt man schwangeren Frauen eine Aufnahme von etwa 230 µg Jod pro Tag. Nur bei einer – im fruchtbaren Alter relativ selten auftretenden – Überfunktion der Schilddrüse ist dies nicht angebracht. Auch während der Stillzeit sollte die Mutter weiterhin die empfohlene Menge Jod aufnehmen, damit das Kind über die Muttermilch ausreichend Jod erhält. Wenn das Baby nicht gestillt wird, muss es aber nicht unbedingt Jod in Tablettenform bekommen, da alle Nahrungsmittel für Babys und Kleinkinder eine ausreichende Menge Jod enthalten.

> **!**
>
> Zu viel ist auch nicht gut. Hoch dosiertes Jod kann dem Fetus ebenfalls schaden.

Viel mehr als 230 µg Jod sollten es aber nicht sein, da ansonsten die Gefahr besteht, dass sich die Schilddrüse des Kindes abschaltet und das Baby mit einer Schilddrüsenunterfunktion geboren wird. Eine Kropfbehandlung mit hoch dosiertem Jod verbietet sich während der Schwangerschaft. Die Einnahme solcher Tabletten während Schwangerschaft und Stillzeit sollte daher auf alle Fälle mit dem Frauenarzt abgesprochen werden.

Die regelmäßige medikamentöse Jodmangelprophylaxe dagegen ist gut für das Kind. Neugeborene von Müttern, die während der Schwangerschaft eine solche Prophylaxe erhalten hatten, zeigten ein deutlich geringeres durchschnittliches Schilddrüsenvolumen als Säuglinge von Müttern ohne Medikation. Der Jodgehalt der Muttermilch ist direkt vom Jodversorgungsstatus der Mutter abhängig.

Wenn Sie in der Schwangerschaft Jodtabletten einnehmen, sollten Sie trotzdem mindestens einmal in der Woche Seefisch oder Meeresfrüchte essen und Ihre Speisen mit jodiertem Speisesalz würzen.

Nach dem Abstillen sollten Sie darauf achten, dass Ihr Baby genügend Jod bekommt. Wenigstens eine Breimahlzeit am Tag sollte aus mit Jod angereicherten Getreideprodukten bestehen.

Im Folgenden finden Sie eine Übersicht über die Mengen – soweit Daten verfügbar und bekannt – an lebensnotwendigem Jod, die Sie Ihrer Gesundheit zuliebe einhalten sollten.

Empfohlene Jodmengen (Angabe in Mikrogramm = µg pro Tag)

SÄUGLINGE (0–12 MONATE)	KINDER JE NACH ALTER (1–14 JAHRE)	JUGENDLICHE (W/M) UND ERWACHSENE (15–50 JAHRE)	ERWACHSENE (W/M) AB 50 JAHREN	SCHWANGERE	STILLENDE	OBER-GRENZEN DER AUFNAHME
40–80	100–200	200	180	230	260	1000

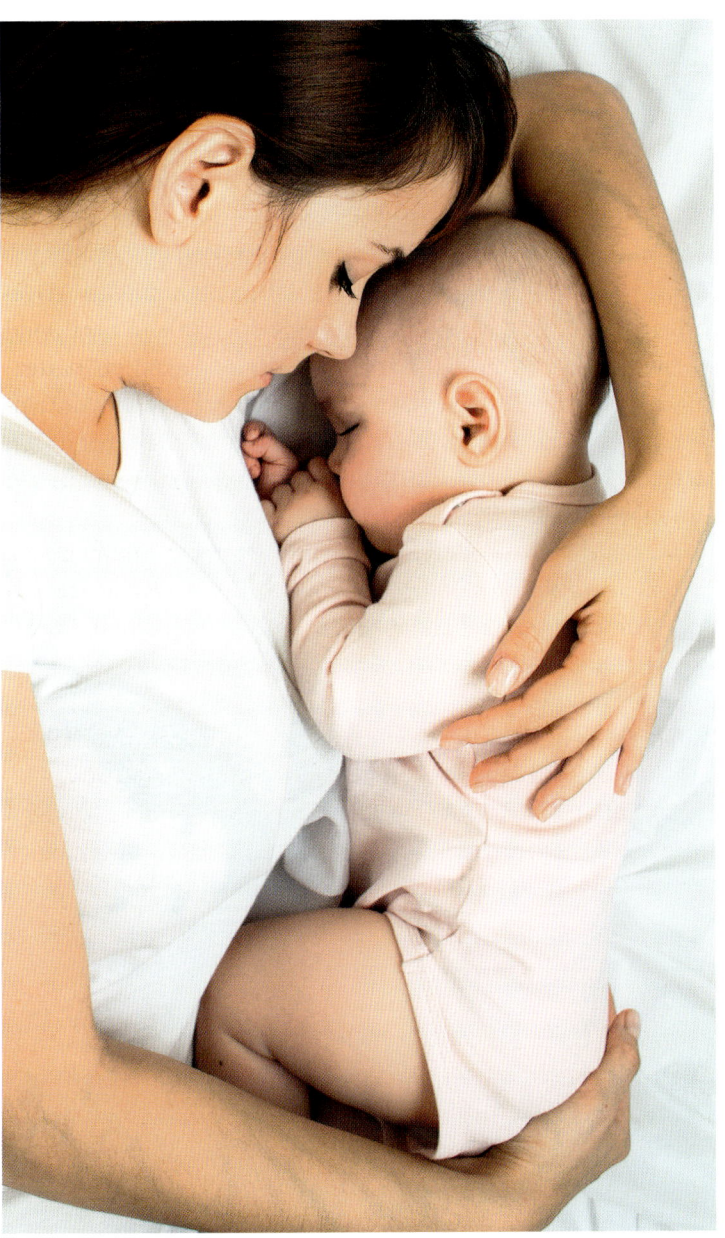

Achten Sie nach dem Abstillen darauf, dass Ihr Baby genügend Jod bekommt.

Worin ist besonders viel Jod enthalten? Der Jodgehalt von pflanzlichen und tierischen Lebensmitteln ist davon abhängig, wie viel Jod der Boden, auf dem sie stehen, enthält. Ferner hängt es von Faktoren bei der Erzeugung von Lebensmitteln ab, wie z. B. Pflanzendüngung, Jodgehalt des Futters und die Lebensmittelverarbeitung, die den Jodgehalt beeinflussen.

Unser Trinkwasser enthält durchschnittlich 3,8 µg Jod/l mit einem deutlichen Nord-Süd-Gefälle (6,1 µg/l im Norden und 1,6 µg/l im Süden). Die meisten Mineral-, Quell- und Tafelwässer enthalten nur geringe Jodmengen. Nur wenige Mineralwässer enthalten mehr (z. B. Kaiser-Friedrich-Quelle).

Muttermilch enthält ca. 5 bis 15 µg/100 ml, je nachdem, wie eifrig die Mutter die erforderlichen Jodtabletten nimmt.

Sie sollten ein Speisesalz verwenden, das Jod in Form von Kaliumjodat (KJO3) enthält. Es ist wesentlich stabiler als Kaliumjodid (KJ) und kann damit längere Zeit gelagert werden.

Wichtigste Jodquellen sind Meeresfisch (0,25 bis 4 µg/g Frischgewicht) und sogenanntes Seafood. Auch Seetang ist extrem jodreich. In Süßwasserfischen findet man nur etwa 0,04 µg/g. Generell haben Lebensmittel, die aus dem Meer kommen, einen recht hohen Jodgehalt. Am meisten enthält der Schellfisch.

Damit Sie ausreichend mit Jod versorgt werden, ist es wichtig, mehrmals wöchentlich Seefisch zu essen und alle Speisen mit jodiertem Salz zu würzen.

Meeresalgen können ebenfalls sehr hohe Jodmengen aufweisen. Dies betrifft vor allem Braunalgen, die z. B. als Würzmittel (Kombu) eingesetzt werden. Die für Sushi verwendeten Rotalgen enthalten weniger Jod. Algenstückchen finden sich etwa auch in Asia-Reiscrackern oder ähnlichem Knabbergebäck. Es hilft also nichts anderes, als die Zutatenliste zu studieren. Algen ohne Jodangaben sollte man besser im Regal liegen lassen, insbesondere, wenn man Probleme mit der Schilddrüse hat.

> **!**
> Jodquelle Nummer eins sind Seefisch und Meeresfrüchte.

> **!**
> Algen sind eine gute Alternative zu Fisch.

Jodgehalte in Lebensmitteln in absteigender Reihenfolge
(Angabe in µg/100 g bzw. 100 ml verzehrbarem Anteil; Durch-
schnittsmengen, keine Absolutmengen, daher Angabe in Klammern):

- Jodiertes Speisesalz (1500–2500)
- Lebertran (860)
- Schellfisch (243–416)
- Meeräsche (330)
- Seelachs (200–260)
- Scholle (190)
- Miesmuscheln, Garnelen, Krabben (130)
- Schillerlocken (122)
- Kabeljau (120–172)
- Steckmuschel, Jakobsmuschel (120)
- Kaviarersatz (118)
- Fischfrikadellen (114,4)
- Alaska-Seelachs (103)
- Hummer (100)
- Goldbarsch, Rotbarsch (74–99)
- Brathering (93–131)
- Bückling (72)
- Sprotte, geräuchert (60)
- Austern (58)
- Hering, Heilbutt (52)
- Makrele (51)
- Thunfisch (50)
- Schildmakrele (48)
- Sardine (32)
- Seezunge (17)
- Champignons, Gemüse (2,5–18)
- Mineralwasser Kaiser-Friedrich-Quelle (14,3)
- Muttermilch, bei entsprechender Jodversorgung (7–10)
- Süßwasserfische (4)
- normale Mineralwässer (0,06–0,8)

!

Bei Zuchtfisch aus Aquakultur ist man auf der richtigen Seite, wenn man auf das Bio-Siegel achtet.

Welchen Fisch kann man heutzutage noch kaufen?
Viele Fischarten sind heute überfischt und teilweise sogar vom Aussterben bedroht. Der WWF empfiehlt daher bei Kauf von wild lebendem Fisch bzw. Meeresfisch oder -früchten den sogenannten Marine Stewardship Council-Fisch (MSC). Die Fangmengen der Fischereien, deren Produkte das MSC-Siegel tragen, dürfen nur so hoch sein, dass die Fortpflanzung der Arten nicht beeinträchtigt wird und das Ökosystem erhalten bleibt. Mehr über MSC-Fisch – auch wer ihn führt –, erfahren Sie im Internet unter http://de.msc.org oder www.wwf.de/fisch.

!

Jod ist ein sehr seltenes Element.

Jodmangel und Jodierung von Lebensmitteln

Wie Sie gesehen haben, gibt es nur relativ wenige Nahrungsmittelgruppen, die reichlich Jod liefern. Das liegt zum großen Teil daran, dass unsere Böden kaum Jod enthalten.

Der Jodmangel in unseren Böden und Binnengewässern ist auf den Rückzug der Gletscher nach der letzten Eiszeit zurückzuführen. Dabei wurde das Jod mit dem Schmelzwasser aus dem Boden ausgeschwemmt und ins Meer transportiert. Dort ist die Jodkonzentration folglich höher (60 µg/l). Im Meer hat es sich zunächst in den Meerespflanzen und schließlich in den davon lebenden Meeresbewohnern, vor allem den Fischen, angereichert. Entsprechend finden Sie Jod in Meeresalgen, Meeresfischen, Muscheln und anderen Meerestieren.

Im Süßwasser (2 µg Jod/l) und im Boden (1 bis 2 µg Jod/g) kommt dagegen sehr wenig davon vor. Entsprechend jodarm sind unsere landwirtschaftlichen Nutzflächen und alles, was darauf wächst. Auch das Fleisch der Tiere, die auf den jodarmen Böden weiden, ist jodarm.

Was haben Unfälle in Atomkraftwerken mit Jod zu tun?
Zur Vermeidung von Strahlenschäden bei klinischer Zufuhr von radioaktivem Jod und in kerntechnischen Anlagen, aber auch nach Reaktorunfällen gibt man ausreichend Kaliumjodid. Damit verhindert man für einige Tage die Aufnahme von radioaktivem Jod und damit eine Strahlenschädigung der Schilddrüse. Bei Unfällen in Atomkraftwerken entstehen große Mengen radioaktiven Jods. Dessen Freisetzung und die anderer Spaltprodukte sowie deren Anreicherung in der Nahrungskette hat nach der Reaktorkatastrophe von Tschernobyl in den belasteten Regionen zu einem enormen Anstieg von sogenanntem papillärem Schilddrüsenkrebs bei Kindern geführt, die nicht ausreichend mit natürlichem Jod versorgt waren.

Jodiertes Speisesalz gegen Jodmangel

1996 noch fand man bei einer Untersuchung, dass weniger als 2 Prozent der Bevölkerung in Deutschland ausreichend mit Jod versorgt waren. Durch die Änderung der Speisesalzverordnung ist dies in den letzten Jahren besser geworden und eine adäquate Jodversorgung für Kinder und Heranwachsende ist einigermaßen sicher. Unter der Lenkung der WHO (Weltgesundheitsorganisation) wurden zahlreiche Anstrengungen unternommen, um die Jodversorgung in der Bevölkerung zu verbessern. Infolge der Jodverordnung wurde es möglich, jodiertes Speisesalz in Bäckereien, der Wurst- und Fleischherstellung sowie in der Produktion industrieller (Fertig-)Nahrungsmittel zu verwenden und damit breitere Bevölkerungsschichten mit einer ausreichenden Menge Jod zu versorgen. Dies zeigte positive Resultate bereits in den Untersuchungen zwischen 1999 und 2001: eine niedrigere Rate an Kröpfen und Überfunktionen der Schilddrüse, die den ganzen Organismus negativ beeinflussen. Auch Neugeborene zeigen seltener Schilddrüsenunterfunktionen und Schulkinder sowie Heranwachsende haben zunehmend eine normal große Schilddrüse.

!

Kröpfe sind zum Glück seltener geworden.

Aufgrund des erfolgreichen Programms zur Jodierung von Speisesalz stuft die WHO Deutschland nicht mehr generell als Jodmangelgebiet ein. Bei den Erwachsenen kommen jedoch immer noch eine vergrößerte Schilddrüse oder gar ein Kropf vor. Die Folgen einer jahrelang unzureichenden Jodversorgung in Deutschland schlagen sich in Schilddrüsenoperationen, einer erhöhten Bildungsrate von Schilddrüsenknoten und einer überproportionalen Häufigkeit von Schilddrüsenkrebs nieder.

In der Schweiz und in Österreich wird ausschließlich jodiertes Speisesalz verkauft. Dazu gehört auch Meersalz, das entgegen landläufiger Vermutung kaum mehr Jod enthält als normales Salz. Der Mineralstoff wird in diesen Ländern angereichert: 20 mg Jod/kg Salz. Nimmt man die empfohlene Salzmenge von 5 bis 6 Gramm pro Tag auf, erhält man 100 bis 120 µg Jod.

In Deutschland kann man jodiertes oder unjodiertes Salz kaufen. In Wurstwaren, Brot, Fertiggerichten und bei Gemeinschaftsverpflegung kann Jodsalz auf freiwilliger Basis eingesetzt werden. In der Schweiz werden etwa 70 Prozent der Lebensmittel mit jodiertem Salz gewürzt, in Deutschland ungefähr 30 Prozent.

!

Durch Jodsalz im Tierfutter sind vor allem Milch und Milchprodukte sowie Eier mit dem Mineralstoff angereichert.

Auch dem Tierfutter wird in Österreich, der Schweiz und Deutschland sowohl bei konventioneller als auch ökologischer Haltung Jodsalz zugesetzt. Die Grenze dafür hat die EU gesetzt: Mehr als 5 mg/kg Futtermittel ist nicht erlaubt. Leider gibt es hier nur Schätzungen, wie viel tatsächlich zugegeben wird: etwa 1,4 mg Jod/kg Futter. Deshalb enthalten vor allem Milch und Eier mehr Jod als natürlich; bei Fleisch wirkt sich die Jodfütterung weniger stark aus. Entsprechend enthält Milch zwischen 7 und 10 µg Jod in 100 ml, Milchprodukte wie Sahne, Quark und Joghurt zwischen 6 und 9 µg/100 g. Eier enthalten durchschnittlich 8 bis 10 µg/100 g. Selbstverständlich hängen diese Werte von der Jahreszeit und der Menge an Jodzusatz ab. Sogar das Wild bekommt Jod durch im Wald ausgelegte jodierte Lecksteine.

Soweit man es weiß, benutzen 75 Prozent der Menschen in Deutschland im Haushalt Jodsalz. Es zählt bei uns zu den diätetischen, entsprechend gekennzeichneten Lebensmitteln. Jodsalz enthält mindestens 15 µg und höchstens 25 µg Jod pro Gramm Kochsalz in Form von Kaliumjodat. Diese Jodierung des Speisesalzes basiert auf der Annahme, dass Erwachsene mit der Nahrung ca. 50 µg Jod zu sich nehmen. Nimmt man täglich 5 Gramm jodiertes Speisesalz zu sich, könnte die durchschnittliche Jodzufuhr der Erwachsenen deutlich verbessert werden. Wie viel Jod tatsächlich durch jodiertes Speisesalz aufgenommen wird, hängt von den Ernährungsgewohnheiten ab. Um genügend Jod zuzuführen, ist es daher vorteilhaft, darauf zu achten, dass auch bei verarbeiteten Lebensmitteln (auch Brot und Wurst) oder in der Kantine bzw. bei Gemeinschaftsverpflegung auf die Verwendung von Jodsalz geachtet wird. Dabei hilft das Jodsiegel (siehe folgenden Abschnitt).

Eine ausreichende Jodversorgung mit 150 bis 200 µg pro Tag ist in Deutschland somit nur durch den Verzehr von jodhaltigen Nahrungsmitteln wie Meeresfischen möglich.

Erst eine Zufuhr von täglich mehr als 500 µg ist schädlich. Jedoch sollten Sie vor einer Einnahme über Nahrungsergänzungsmittel immer mit dem Arzt sprechen.

Die Menge Jod, die mit jodiertem Speisesalz zugeführt wird, ist nach gängiger wissenschaftlicher Ansicht auch bei Unter- oder Überfunktion der Schilddrüse, bei heißen Knoten (siehe Seite 47) und bei der sogenannten Jodakne unbedenklich.

Welche Risikogruppen gibt es?   Man muss es noch einmal in aller Deutlichkeit sagen: Der alleinige Gebrauch von Meersalz und eine entsprechende Ernährung reichen nicht aus – vielmehr ist der Einsatz von jodiertem Speisesalz absolut erforderlich. Veganer sowie Personen, die sich makrobiotisch ernähren oder eine sonstige vermeintlich gesunde Ernährung ohne Verwendung

Greifen Sie stets zu jodiertem Speisesalz!

Jugendliche Vegetarier sollten besonders auf die Zufuhr von Jod achten.

von jodiertem Speisesalz praktizieren, sind dem hohen Risiko einer unzureichenden Jodversorgung ausgesetzt – mit allen Konsequenzen für ihre Schilddrüsenfunktion und insbesondere die ihrer Kinder während der Schwangerschaft und Stillzeit.

Eine besondere Risikogruppe für einen Jodmangel stellen Jugendliche dar, die sich streng vegetarisch ernähren. Der dadurch entstehende Jodmangel kann nur durch künstliche Jodzufuhr ausgeglichen werden.

Nur bei sehr seltenen, krankheitsbedingten Fällen (Dermatitis herpetiformis Duhring – eine Hauterkrankung, die auf eine Autoimmunreaktion zurückgeht) ist eine Jodprophylaxe mit Jodsalz und jodreichen Lebensmitteln nicht zu empfehlen.

Wenn Sie keinen Fisch oder keine Milch mögen oder vertragen, wenn Sie eine besondere Diät einhalten müssen, lange Zeit fasten oder ausschließlich vegan essen, sollten Sie Ihre Jodversorgung in gewissen Zeitabständen (alle halbe Jahre oder öfter, je nach Empfehlung des Arztes) überprüfen lassen.

Das Jodsiegel

Seit 1996 gibt es in Deutschland das sogenannte Jodsiegel. Dieses wurde von der Bundeszentrale für gesundheitliche Aufklärung im Auftrag des Bundesministeriums für Gesundheit entwickelt. Es weist darauf hin, dass bei der Lebensmittelherstellung Jodsalz verwendet wurde.

Durch die Verwendung von Jodsalz und den damit hergestellten Lebensmitteln wird lediglich der natürliche Jodbedarf gedeckt oder ein Jodmangel ausgeglichen. Nebenwirkungen wie eine Jodakne oder Jodallergie sind damit nicht zu befürchten, ebenso wenig wie eine Überversorgung mit Jod. Zu viel aufgenommenes Jod wird in der Regel über den Urin ausgeschieden. Man geht davon aus, dass eine zehn- bis 20-fach (1 bis 2 mg) über den Empfehlungen liegende Jodzufuhr sicher ist – auch bei Problemen mit der Schilddrüse. Bei einem Jodmangelkropf oder einer

Schilddrüsenunterfunktion ist die Zufuhr auf alle Fälle sinnvoll, da der Mineralstoff die weitere Kropfvergrößerung hemmt und keine Knoten ausgebildet werden.

Die Folgen eines Jodmangels

Bei einem Jodmangel kommt es unter anderem zu Störungen des Stoffwechsels und zu Organveränderungen. Dann versucht die Schilddrüse, diesen Mangel zu kompensieren, indem sie ihr Wachstum steigert und damit versucht, mehr Schilddrüsenhormone zu bilden. Die dadurch vergrößerte Schilddrüse kann langfristig zur Einengung der Luft- und Speiseröhre führen, sodass der Kropf schließlich operativ entfernt werden muss. Ein größeres Risiko birgt jedoch die Bildung von Schilddrüsenknoten. Sie können unreguliert Hormone produzieren, teils bis zum Überschuss (heiße Knoten). Im schlimmsten Fall kann sich Krebs entwickeln.

Ein Jodmangel kann im Extremfall bis zum Koma führen. Zwei besondere Probleme entstehen, wenn eine Schilddrüse durch Jodmangel vorgeschädigt ist: Wird bei einer medizinischen Behandlung übermäßig viel Jod zugeführt, kann dies zum einen schnell eine Überfunktion der Schilddrüse zur Folge haben. Zum anderen reichert die Schilddrüse auch radioaktives Jod an. Dies ist selbstverständlich nur eine größere Gefahr bei Unfällen in Atomkraftwerken, in deren Rahmen große Mengen von radioaktiven Jod-Isotopen entstehen.

!

Im Extremfall kann ein Jodmangel zum Koma führen!

Diabetiker haben oft einen Jodmangel

Diabetiker haben einen erhöhten Bedarf an Jod und müssen täglich mindestens 200 µg davon aufnehmen. Oftmals empfiehlt der Arzt die Einnahme von Jodtabletten. Der Grund dafür ist, dass Diabetiker vermehrt Jod über den Urin verlieren, da hohe Blutzuckerwerte zu einer erhöhten Urinbildung führen. Vor allem bei Kindern und Jugendlichen mit Diabetes mellitus muss daher gewissenhaft auf eine optimale Jodzufuhr geachtet werden.

> **!**
>
> Viele Menschen mit Jodmangel sind ständig müde und träge.

Wie erkennt man einen Jodmangel? Frühsymptome eines Jodmangels können mangelnde Antriebskraft, Depressionen und andere Befindlichkeitsstörungen sein. Bereits bei geringfügiger Unterversorgung erkennt man einen Jodmangel äußerlich häufig an einem Kropf, also einer vergrößerten Schilddrüse. Die meisten Menschen mit Kropf sind jedoch frei von Störungen der Schilddrüsenfunktion. Weitere Anzeichen für einen Jodmangel können ständige Müdigkeit, Konzentrationsschwäche, spröde Haare oder auch Zyklusstörungen bei der Frau sein. Viele Körperfunktionen werden langsamer und träger: Geistige und körperliche Fähigkeiten lassen schneller und stärker nach, als es dem Alter entspricht. Die Haut kann trocken und schuppig werden, das Gesicht wirkt verquollen, der Darm wird träge, man neigt zum Frieren und zu Infekten.

Gesundheitliche Risiken eines Jodmangels in verschiedenen Lebensabschnitten

LEBENSPHASE	RISIKEN EINES JODMANGELS
Ungeborene	Schwere, nicht rückgängig zu machende Schädigungen des Gehirns, des Skeletts und verschiedener Organe, vermehrt Missbildungen, Fehl- und Totgeburten
Neugeborene	Neugeborenen-Kropf, Störungen der Gehirnreifung und des Wachstums, Hördefekte, Verzögerung der Skelettbildung
Jugendliche in der Pubertät	Jugendlicher Kropf, Lern- und Merkschwierigkeiten
Erwachsene	Kropf, Funktionsstörungen der Schilddrüse, oft mit verminderter Hormonproduktion, Schilddrüsenautonomie, Störungen der Menstruation und Fruchtbarkeit

Jodierte Lebensmittel und natürliche Alternativen

Als Deutschland von der WHO zum Jodmangelgebiet deklariert wurde, startete man eine Jodmangelprophylaxe zur Vorbeugung von Schilddrüsenerkrankungen. 1989 war die Kennzeichnung der mit Jod angereicherten Produkte Vorschrift.

„Zwangsjodierung" in der Kritik

Dies führte dazu, dass skeptische Verbraucher jodierte Speisen mieden. Man reagierte darauf, indem man 1993 die „2. Verordnung zur Änderung der Vorschriften über jodiertes Speisesalz" verabschiedete. Infolgedessen fiel die Deklarationspflicht weg. Deshalb wissen wir heute nicht, ob ein Lebensmittel Jod enthält oder nicht. Und selbst wenn auf der Packung „Jodsalz" steht, wissen wir nicht wie viel. Wir können daher kaum abschätzen, wie viel Jod wir täglich aufnehmen. Zu wenig Jod kann z. B. einen Kropf verursachen, zu viel aber auch. Die Kritik lautet: Wie viel wir wirklich brauchen, wissen wir nicht so genau, außerdem wird nicht berücksichtigt, dass einige Menschen Jod nicht vertragen.

Tatsächlich sind die Ergebnisse der Jodmangelprophylaxe nicht eindeutig positiv. Kritiker führen an, dass bei uns nicht die Kropfrate abgenommen hat, sondern nur die Anzahl der Kropfoperationen zugenommen hat. „Durch die Jodierungskampagne leidet 10 Prozent der Bevölkerung", meint Professor Jürgen Hengstmann, Endokrinologe und ehemaliger Leiter der Schilddrüsenambulanz im Urban-Krankenhaus in Berlin.

Führt die Jodierung zur Zunahme von Hashimoto-Thyreoiditis und anderen Schilddrüsenkrankheiten? Diese immunologisch bedingte Form der Entzündung führt zu einer allmählichen Zerstörung des Schilddrüsengewebes und in der Folge zu einer Unterfunktion. Allerdings kann in der Frühphase durch Zerstörung von Gewebe auch eine Überfunktion auftreten. Die Krankheit verläuft chronisch und in Schüben.

> **!**
>
> Wer Jod nicht verträgt, hat es heute schwer, da auf Lebensmittelverpackungen keine Angabe zum Jodgehalt steht.

!

Seit Mitte der
1990er-Jahre ist
Hashimoto auf dem
Vormarsch.

Forschungsergebnisse weisen auf einen Zusammenhang zwischen erhöhter Jodzufuhr und dem Auftreten von Hashimoto hin. Eine flächendeckende Jodierung führt stets zu einer dramatischen Häufung der Krankheit.

Die Futtermittelindustrie darf beispielsweise Mineralstoffgemische beifügen, die Jod enthalten. Damit enthält auch der Kot der Tiere Jod und wird über organischen Dünger dem Boden wieder zugefügt. Die Tiere nehmen diese „Jodierung" aus dem „natürlichen" Futter zusätzlich auf. Auch Kunstdünger enthält Jod. Frei von Jodierungszusätzen ist deshalb nur noch Baumobst. In anderen Ländern hat man diese Jodierung nicht übernommen, deshalb ist Obst und Gemüse aus Italien, Spanien, Israel, Ungarn, Neuseeland und Südafrika frei davon. Das Gleiche gilt für Rindfleisch aus Argentinien, Fleisch, Eier, Milch und Milchprodukte aus Italien, Frankreich, Polen, Ungarn und der Türkei.

Kritiker der künstlichen Jodierung von Salz sind oder waren etwa der inzwischen verstorbene Dr. Max Otto Bruker und der bekannte Lebensmittelchemiker Udo Pollmer. Ihre Argumentation: Die zusätzliche Verabreichung von Jod bei Patienten mit unerkannten Schilddrüsenstörungen könnte zur Verschlimmerung des Krankheitsbildes führen. Auch die rund 300 Mitglieder der Deutschen Selbsthilfegruppe der Jodallergiker, Morbus-Basedow- und Hyperthyreosekranken glauben, dass die „flächendeckende Zwangsjodierung" zu ihrer Erkrankung geführt hat.

Dr. Wieland Meng, Leiter der Abteilung Endokrinologie der Medizinischen Klinik für Innere Medizin der Universität Greifswald, widerspricht. Er versichert, dass die Jodmenge, die bislang eingesetzt wurde, keinesfalls Krankheiten wie Jodallergien oder Morbus Basedow auslösen kann. Er ist der Ansicht, dass erst jenseits einer Menge von 1.000 µg pro Tag eventuell negative Effekte entstehen könnten. Studien rund um die Zunahme der Basedow-Fälle seien widersprüchlich.

!

In Fachkreisen
herrscht Uneinig-
keit darüber,
inwieweit die
Jodierung Schild-
drüsenkrankheiten
begünstigt.

Einen weiteren Aspekt für diese Diskussion lieferte das Umweltbundesamt. Es hält nicht einen Jodmangel für die Ursache eines Kropfes, sondern kropfauslösende Fremdstoffe im Trinkwasser, insbesondere Nitrat und sogenannte Huminsäuren (Pflanzen-Abbaustoffe, die sich im Humus finden), die durch die Landwirtschaft und Industrie bis ins Grundwasser geraten. Tatsächlich scheinen Schilddrüsenstörungen mit der Nitratbelastung von Trinkwasser zuzunehmen. Man weiß, dass durch Nitrat die Jodaufnahme der Schilddrüse reduziert bzw. sogar gehemmt wird. Das Problem sei, dass der Körper die Nitrat- anstelle der Jodaufnahme vorzieht, wenn ihm beides angeboten wird. Dadurch fällt der Jodgehalt der Schilddrüse so stark ab, dass ein Wachstumsreiz ausgelöst wird. Dieser führt zur sogenannten Hypertrophie (Überernährung) der Schilddrüse.

> **!**
>
> Fremdstoffe im Trinkwasser, insbesondere Nitrat und Huminsäuren, können einen Kropf verursachen.

Im Rahmen einer Studie wurde bei Personen, die Trinkwasser mit einem hohen Nitratgehalt von über 50 mg/l zu sich nahmen, eine Zunahme des Schilddrüsenvolumens beobachtet. Führte man Trinkwasser mit geringerem Nitratgehalt zu, traten keine Volumenveränderungen auf. Überdies binden Huminsäuren Jod im Magen-Darm-Kanal, sodass das Jod nicht mehr zur Verfügung steht. Das Ergebnis auch hier: ein Kropf.

Udo Pollmer meint auch, dass PCB, Dioxin, Blei, Zigarettenrauch und Karotinmangel die Jodversorgung beeinflussen und Kröpfe mitverursachen. Infolgedessen sei es falsch, Umweltfaktoren außer Acht zu lassen und stattdessen Lebensmittel zu jodieren. Zu beachten sei auch, dass Jod die Nitrosaminbildung versechsfacht. Nitrosamine gehören zu den Krebsauslösern. Trifft Jod auf Thiozyanat, das im Speichel enthalten ist, oder auf Chlorogensäure, die im Kaffee vorkommt, können sich diese Krebsauslöser sechsmal so schnell bilden.

> **!**
>
> Auch schädliche Umwelteinflüsse können eine Kropfentstehung begünstigen.

Fazit: Eine Jodierung von Speisesalz ist wohl sinnvoll. Doch sollte der Jodgehalt genau angegeben sein und im Interesse von etwa

!

Eine Kennzeich-
nung jodhaltiger
Lebensmittel wäre
empfehlenswert.

10 Prozent der Bevölkerung, die Probleme selbst mit geringer Jodzufuhr haben, auf allen Verpackungen ein Hinweis stehen, ob
Jod bei dem jeweiligen Produkt eine Rolle spielt und in welcher
Höhe (z. B. bei Milchprodukten durch jodiertes Futter). Ganz klar
ist: Eine Selbstmedikation mit Jod sollten Sie unterlassen. Nehmen Sie Jodtabletten stets nur aufgrund der Empfehlung Ihres
Arztes ein.

Einschränkung der Jodierung

Die Kritik an der „Zwangsjodierung" führte dazu, dass die Euro-
päische Behörde für Lebensmittelsicherheit zur Vorbeugung ge-
sundheitlicher Schäden empfohlen hat, die erlaubte Jodierung
des Tierfutters einzuschränken. Immerhin wurden dann per EU-
Verordnung Nr. 1459/2005 die Obergrenzen für die Jodierung des
Tierfutters für Hühner und Kühe halbiert. Dabei wurde versucht,
die gesamte Jodaufnahme des Menschen, der am Ende der Nahrungskette steht, zu berücksichtigen.

Bei voller Ausreizung des aktuellen Grenzwerts (5 mg/kg Futter) und ausschließlicher Verwendung von Kraftfutter ist es im
Prinzip möglich, dass Jodmengen von 400 bis 1200 µg/l Kuhmilch auftreten. Würde man täglich einen Liter Kuhmilch trinken, erhielte man in diesem Fall Jodmengen, die einem Vielfa-
chen der empfohlenen Tagesdosis entsprechen. Als die Stiftung
Warentest in einem großen Milchtest 2007 unter anderem auch
den Jodgehalt der Milch bestimmte, lag dieser aber zwischen 30
und 180 µg/l Milch, wobei Bio-Milchsorten im unteren Drittel
dieser Spanne lagen. Letzteres liegt daran, dass in Bio-Betrieben
weniger Kraftfutter verfüttert wird.

!

Bei Bio-Milch
besteht keine
Gefahr einer
übermäßigen
Jodaufnahme.

Andere Experten meinen, dass bereits eine tägliche Aufnahme
von mehr als 500 µg über einen längeren Zeitraum für Jugendliche und Erwachsene bedenklich ist. Dies sei jedoch nur möglich,
wenn jemand sehr gehäuft jodhaltige Lebensmittel isst, also etwa
viel Seefisch oder Algen.

Da man heute nicht mehr überschauen kann, wo überall Jod drinsteckt, sollten Sie auf alle Fälle auf jodhaltige Vitamintabletten verzichten und auf Bio-Milch umsteigen, die oft kein zugesetztes Jod enthält.

Die Alternative: natürliches Jod aus Meeresalgen

In der Komplementärmedizin wird statt Jodtabletten oft Blasentangpulver empfohlen. Dieses Pulver gibt es – sowohl in Gelatine- als auch pflanzlichen Kapseln – standardisiert, das heißt, mit genauen Jodangaben, sodass es präzise dosiert werden kann. Das ist nicht nur bei Jodunverträglichkeit wichtig, denn bereits kleinste Mengen des Tangs können Erregungszustände auslösen, die auf den hohen Jodgehalt zurückzuführen sind. Wenn Sie Blasentangpulver einnehmen, sollten Sie dies in jedem Fall Ihrem behandelnden Arzt mitteilen.

> **!**
>
> Die Komplementärmedizin empfiehlt statt Jodtabletten oft Blasentangpulver.

Blasentang (Fucus vesiculosus) ist eine Braunalge. Volkstümlich kennt man die Wasserpflanze auch als Kelp, Meereseiche, See-Eiche, Bläretung, Höckertang oder Schweinetang. Sie kommt in den nördlichen gemäßigten Breiten vor. Man kann die Alge dort am Meer sehen: Nach einem Sturm werden manchmal ganze Teppiche davon ans Ufer geschwemmt. Gesammelt wird die Alge von Juni bis September.

In der Frauenheilkunde setzt man den Blasentang häufig zur Anregung der Schilddrüsenhormonproduktion ein. Auch durch Schilddrüsenunterfunktion verursachtes Übergewicht soll man damit behandeln können. Das enthaltene Jod des Blasentangs soll im Gegensatz zu anorganischen Jodsalzen, die man üblicherweise mit Jodsalz erhält, für den Menschen besser verträglich sein. In manchen Gegenden kommt Blasentang als Viehfutter zum Einsatz, was zu entsprechenden Jodkonzentrationen des Tieres führt. Außerdem wird Blasentang als Nahrungsmittelzusatzstoff verwendet. In Japan wird er als Gemüse zubereitet. Aufgrund seines hohen Jodgehaltes wurde Blasentang bereits im

!

Blasentang wurde bereits im 17. Jahrhundert zur Kropfbehandlung eingesetzt.

17. Jahrhundert zur Kropfbehandlung eingesetzt. Auch in der Pflanzenheilkunde verwendet man ihn bei Schilddrüsenunterfunktion, aber auch bei Heuschnupfen, Arteriosklerose und Schuppenflechte. Zu den traditionellen Anwendungen gehören Bäder gegen rheumatische Gelenkbeschwerden. Die dazu erforderlichen größeren Mengen an Blasentang sind eventuell sinnvoll, wenn man sich direkt am Meer aufhält und den Blasentang in größeren Mengen sammeln kann. Da man vermutet, dass seine Wirkstoffe den Grundumsatz erhöhen, verwendet man Blasentang bereits seit Mitte des 19. Jahrhunderts als Schlankheitsmittel.

Sein Vorteil ist, dass er nicht nur 0,1 bis 0,5 Prozent Jod enthält, sondern auch gesundheitsfördernde sekundäre Pflanzenstoffe. Dies spiegelt sich in seinem tumorhemmenden Effekt wider, sodass er ein beliebtes Vorbeugemittel gegen Krebs ist.

Achtung: Nicht anwenden dürfen Sie Blasentang in der Schwangerschaft, bei Schilddrüsenüberfunktion und Herzkrankheiten. Auch wenn Sie überempfindlich auf Jod reagieren, sollten Sie auf seine Anwendung verzichten.

Neben dem Blasentang an sich gibt es Produkte, die aus Blasentang hergestellt werden. Die Herbamare-Kräutersalze von A. Vogel sind mit natürlichem Jod aus der Meeresalge angereichert. Die Firma Rapunzel, die ihre Produkte im Naturkostladen bzw. Naturkostfachgeschäft oder Bio-Supermarkt anbietet, versetzt ihr Speise- wie auch Kräutersalz mit Algenpulver. Regelmäßig wird kontrolliert, dass die gesetzliche Grenze von 20 mg/kg nicht überschritten wird. Auf der Packung findet man eine Angabe des Jodgehalts. Durch die Verwendung dieser Produkte können Sie das unnatürliche Kaliumjodat in jodiertem Speisesalz umgehen.

Das Nahrungsergänzungsmittel „Kelp" besteht aus Meeresalgen-Tabletten, die ganz natürlich Jod enthalten. Eine Tablette da-

!

Es gibt auch Speise- und Kräutersalz mit Algenpulver – eine gute Alternative zu jodiertem Speisesalz.

von liefert 50 µg Jod. Auch in Deutschland können Sie das Schweizer Produkt über die Apotheke Dr. Bruhn in Lachen (www.avogel.de/shop/apotheke/bestellung_international.php) beziehen.

Gewusst, wie: Jod richtig einnehmen

Im Folgenden möchte ich Ihnen einige wichtige Informationen und Tipps zur richtigen Einnahme von Jod geben, denn hier kann man ungewollt viel falsch machen.

Was passiert bei zu viel Jod? Wann sollte man vorsichtig sein? Eine kurzzeitige hohe Jodzufuhr bedeutet in der Regel für Menschen ohne Schilddrüsenerkrankungen keine Probleme. Problematisch können hohe Jodmengen (z. B. Röntgenkontrastmittel, jodhaltige Desinfektionsmittel, Algenpräparate) aber werden, wenn Ihre Schilddrüse durch eine frühere, unzureichende Jodzufuhr vorgeschädigt oder vergrößert ist oder gar die sogenannten heißen Knoten enthält. Dann kann es durch eine akut überhöhte Jodzufuhr zur Entwicklung jodverursachter Autonomien sowie zu Über- und Unterfunktionen der Schilddrüse kommen. Dafür sind jedoch sehr hohe Jodmengen erforderlich. Bei Jodmangelkropf oder beim Vorhandensein sogenannter heißer Bezirke sollen bereits Gaben von mehr als 500 µg am Tag (andere Autoren warnen bereits vor Mengen von über 300 µg pro Tag) zu einer Entgleisung des Schilddrüsenstoffwechsels führen.

Vor der Verabreichung jodhaltiger Röntgenkontrastmittel, die relativ hoch dosiert sind, sollte vorsichtshalber die Schilddrüsenfunktion ärztlich kontrolliert werden. Meist reicht für eine Abklärung der Gefährlichkeit eine Befragung des Patienten (Anamnese) aus, der in der Regel weiß, ob eine Schilddrüsenerkrankung vorliegt. Auch eine Tastuntersuchung im Hinblick auf eine vergrößerte Schilddrüse sowie eine Messung des Urinjods und eine Untersuchung auf das TSH (Vorsicht bei Werten unter 0,3 mU/l!) im Vorfeld ist angebracht. Therapeutisch steuert man mit Per-

!

Ist Ihre Schilddrüse durch eine unzureichende Jodzufuhr vorgeschädigt, sollten Sie mit Jod vorsichtig sein.

chlorat oder Thyreostatika (schilddrüsenblockierende Medikamente) gegen. Da auch extreme Reaktionen wie die thyreotoxische Krise möglich sind, bei der sehr hohe Schilddrüsenhormonwerte lebensbedrohlich werden können, ist die Erfassung der erwähnten Parameter wirklich wichtig.

Generell kann jeder jodiertes Speisesalz verwenden. Jedoch sollten Sie bei der Einnahme von Jodtabletten vorsichtig sein, wenn folgende Probleme vorliegen:

- Manifeste Schilddrüsenüberfunktion
- bislang nicht entdeckte Schilddrüsenüberfunktion
- Morbus Basedow
- Schilddrüsenautonomie
- Hashimoto-Thyreoiditis

Eine zu hohe Jodkonzentration im Blut kann zu folgenden Beschwerden führen:

- Auslösung einer akuten Schilddrüsenüberfunktion, wenn die Neigung dazu bislang unbekannt war
- akute Blockade der Jodaufnahme durch die Schilddrüse
- Hautreaktion und Akne bei entsprechend veranlagten Personen
- Verschlechterung einer bestehenden Hashimoto-Thyreoiditis

!

Spezielle Jodverbindungen können allergische Reaktionen auslösen.

Allergien gegen Kaliumjodat im Salz gibt es nicht, da diese Jodverbindung bei Aufnahme mit der Nahrung keine Antikörperbildung hervorruft. Dagegen können spezielle Jodverbindungen, wie sie in Röntgenkontrastmitteln vorkommen, in Ausnahmefällen zu allergischen Reaktionen führen, wenn sie direkt in die Blutbahn verabreicht werden.

Verschiedene Nahrungsergänzungsmittel enthalten Jod oder Meeresalgen als Zusatz, so z. B. Multivitaminpräparate (Angabe: „Mit Mineralstoffen"), die auch für Schwangere angeboten werden. Manche Nahrungsergänzungsmittel mit Meeresalgen oder

Seetang sollen das Abnehmen erleichtern. Ein Kilogramm der getrockneten Meeresalgen kann 20 bis 4000 mg Jod enthalten, entsprechend bis zu 4 g/kg. Vergleicht man das mit Jodsalz und seinem Gehalt von 25 mg Jod/kg, bekommt man eine Ahnung, dass diese enorme Jodmenge nicht mehr harmlos ist. Das Problem daran kann auch sein, dass der Gehalt je nach verwendeter Quelle stark schwanken kann. Nehmen Sie solche Nahrungsergänzungen regelmäßig ein, können sich bei bestehenden Schilddrüsenautonomien potenziell lebensbedrohliche Krisen entwickeln. Daher kann nur empfohlen werden, auf Nahrungsergänzungsmittel zu verzichten, die Jod enthalten, das nicht ausreichend deklariert ist. Der Jodgehalt muss genau angegeben sein! „Enthält Jod" oder „Enthält Jodid" reicht definitiv nicht aus.

Asiaten macht eine hohe Jodaufnahme übrigens nichts aus – ihr Organismus ist daran gewöhnt. Bei Europäern kann zu viel Jod hingegen erhebliche gesundheitliche Probleme nach sich ziehen. Das bedeutet: Sie sollten nur Algen essen, deren Jodkonzentration angegeben ist!

!

Hände weg von Nahrungsergänzungsmitteln ohne Angabe des Jodgehalts!

!

In Deutschland sind Lebensmittel aus Algen mit einer Jodkonzentration über 20 mg/kg verboten.

Mögliche Wechselwirkungen

Wie Sie erfahren haben, ist der Jodhaushalt im Organismus bzw. die Schilddrüsenfunktion eine extrem komplizierte Angelegenheit. Ähnlich ist es mit den Wechselwirkungen.

Nicht nur Jodmangel kann die Kropfbildung begünstigen, auch das Rauchen. Das vermehrte Auftreten von Kröpfen bei rauchenden Frauen wird zum Teil auf die kropffördernde Wirkung der Thiozyanate und Isozyanate zurückgeführt. Isozyanat ist übrigens auch in Kohlgewächsen zu finden (siehe Seite 90). Und schließlich sind auch bestimmte Medikamente und Chemikalien in dieser Hinsicht problematisch, z. B. Barbiturate, Dioxine, PCBs, Röntgenkontrastmittel, Antiarrhythmika wie Amiodaron, Augentropfen oder Hustenmittel.

Nicht alle Jodverbindungen können vom Körper auch verwendet werden. Hier sind z. B. künstliche jodhaltige (rote) Farbstoffe wie Erythrosin zu nennen, das heute noch in Cocktailkirschen, Kaiserkirschen, in rotem Lippenstift und als Arzneimittelzusatzstoff eingesetzt wird. Es ist zwar mehrfach jodiert, dennoch wird es im Stoffwechsel nicht unter Jodfreisetzung abgebaut. Jedoch reichert es sich wie auch jodierte Röntgenkontrastmittel und das Herzmedikament Amiodaron vorwiegend im Fettgewebe und der Leber an. Fluorid beeinflusst in hohen Konzentrationen ebenfalls eine gute Schilddrüsenfunktion und führt zu Kropfbildung.

Lithium wird gerne bei manisch-depressiven Patienten in hohen Dosen angewendet. Auch diese Substanz beeinträchtigt vor allem die Schilddrüse von Frauen. Es erhöht sich das Risiko für einen Kropf und eine Schilddrüsenunterfunktion. Der Mineralstoff unterbindet die Umwandlung von T4 zum aktiven T3 und hemmt die Freisetzung von Schilddrüsenhormonen aus Thyreoglobulin bzw. die Freisetzung der Schilddrüsenhormone aus den Thyreozyten.

Häufig führt Lithium auch zu einer Schilddrüsenvergrößerung. Wenn Sie es langfristig einnehmen, muss bei Ihnen die Schilddrüsenfunktion regelmäßig überprüft werden. Mindestens einmal im Jahr sollten die Werte von T3, T4 und TSH im Blut bestimmt werden. Auch ein TRH-Test kann zu empfehlen sein. Hat Lithium eine Schilddrüsenunterfunktion bewirkt, wird mit L-Thyroxin behandelt. Besteht bereits eine Schilddrüsenunterfunktion, ist zu überlegen, ob Lithiumpräparate die richtige Einnahmeempfehlung sind. Bei bis zu einem Drittel der Patienten kann Lithium auch zu einem Anstieg der Schilddrüsenantikörper führen.

Auch wenn eine überhöhte Jodkonzentration bei mangelhafter Selenversorgung vorliegt, kann es eventuell zu Schilddrüsenproblemen kommen (siehe Seite 95).

Ein Eisenmangel verringert die Effizienz der Schilddrüsenhormonbildung. Eine ausreichende Eisenzufuhr verbessert dagegen

!

Sprechen Sie Ihren Arzt gezielt auf die Schilddrüse an, wenn er Ihnen Lithium verordnet.

die Schilddrüsenantwort auf Jodzufuhr und die Jodverwertung (siehe Seite 99).

Die Wechselwirkungen auf einen Blick
- Rauchen
- Erythrosin (roter Farbstoff)
- Fluorid
- Bestimmte Medikamente
- Chemikalien wie PCB, Dioxin, Barbiturate, Röntgenkontrastmittel
- Lithium
- Selen- und Eisenmangel
- Nitrat

Jodunverträglichkeit

Symptome wie Fieber, Reizhusten, akneartiger Hautausschlag, Jucken und Brennen der Augen, Durchfall, Kopfschmerzen und metallischer Geschmack im Mund können auf eine Jodunverträglichkeit hinweisen. Treten diese bei Ihnen auf, sollten Sie Ihrem Arzt davon berichten. Stellt sich heraus, dass Sie tatsächlich an einer Jodunverträglichkeit leiden, dürfen Sie kein Jod einnehmen.

Vorsicht: Nahrungsmittel, die die Jodaufnahme blockieren

Bittere Aprikosenkerne   Bittere Aprikosenkerne (auch als Laetril oder „Vitamin B17" im Handel erhältlich) werden zuweilen in der Alternativmedizin zur Krebsvorbeugung eingesetzt. Da sie das natürliche, gesundheitsschädliche Amygdalin enthalten, empfiehlt die Verbraucherzentrale Gesunden, maximal ein bis zwei Kerne pro Tag zu essen. Amygdalin blockiert Jod und insbesondere bei Schilddrüsenkrebs sollte man auf die Kerne verzichten.

Kropffördernde Substanzen   Stoffe, die den Jodstoffwechsel beeinträchtigen und so die Bildung eines Kropfes (engl. goiter) fördern, heißen fachsprachlich goitrogene Substanzen. Dazu zählen Pflanzen, die sogenannte Thioglykoside oder zyanogene Glykoside enthalten. Thioglykoside in Kohl, Senf, Raps, Radieschen, Maniok, Cassava (eine der wichtigsten Kohlenhydratquellen in Entwicklungsländern), Erdnüssen, Leinsamen, Pinienkernen oder Meerrettich hemmen die Bindung von Jod an den Eiweißbaustein Tyrosin und verhindern auf diese Weise die Bildung der Schilddrüsenhormone. Substanzen, die man als zyanogene Glykoside bezeichnet und z. B. in Bittermandeln, Hirse, Leinsamen und Bambussprossen findet, werden im Rahmen der Verdauung zu Zucker und Blausäure abgebaut. Letztere reduziert wiederum die Jodaufnahme in die Schilddrüse. Solche Nahrungsmittel sollten Sie möglichst nicht roh bzw. in hohen Mengen verzehren, wenn Sie eher unter einer Jodmangel-bedingten Schilddrüsenunterfunktion leiden. Bei einer ausreichenden Jodversorgung hat der Verzehr dieser Lebensmittel allerdings keine Bedeutung. Ist die Jodversorgung jedoch zu gering, kann ein erhöhter Thiozyanatgehalt im Blut die Entwicklung eines Jodmangelkropfes beschleunigen.

Man geht jedoch davon aus, dass zur Entstehung eines Kropfes bei gleichzeitiger niedriger Jodzufuhr ein täglicher Verzehr von 400 Gramm Weißkohl oder 2 Kilogramm Chinakohl über mehrere Monate notwendig wäre. Bei einer Hormontherapie aufgrund einer Schilddrüsenunterfunktion oder generell bei einer vorhandenen leichten Schilddrüsenunterfunktion können sich die Probleme mit der Schilddrüse aber möglicherweise verstärken.

Sojaprodukte   Bestimmte Inhaltsstoffe der Sojabohne, die Sojaisoflavone, beeinflussen möglicherweise die Funktion der Schilddrüse, wenn man sie in isolierter oder angereicherter Form und in hohen Dosen einnimmt. Man weiß es nicht ganz genau, aber Tatsache ist, dass fermentierte Soja-Nahrungsmittel (z. B.

> **!**
>
> Wenn Sie ausreichend mit Jod versorgt sind, können Sie solche Lebensmittel bedenkenlos essen.

Tempeh) einen höheren Anteil an freien Isoflavonen (Isoflavon-Aglykone) aufweisen als nicht fermentierte wie z.B. Tofu. Die Phytoöstrogene Genistein und Daidzein hemmten in Versuchen die Aktivität des Enzyms Schilddrüsenperoxidase. Man benötigt dieses Enzym unbedingt für die Bildung von Schilddrüsenhormonen. Diese Hemmung kann jedoch durch die Anwesenheit von Jod verhindert werden.

Auch weitere Enzyme werden durch Isoflavone gehemmt: die sogenannten Sulfotransferaseenzyme sind an der Inaktivierung und Entfernung der Schilddrüsenhormone und der Wiedergewinnung von Jod in der menschlichen Schilddrüse beteiligt. Da man das Potenzial der kropfbildenden Wirkungen von Sojaisoflavonen auf die Schilddrüse nicht einschätzen kann, sollten Sie bei einer bekannten Schilddrüsenunterfunktion auf eine sojareiche Ernährung verzichten.

!

Verzichten Sie bei einer Unterfunktion auf viel Soja im Speiseplan.

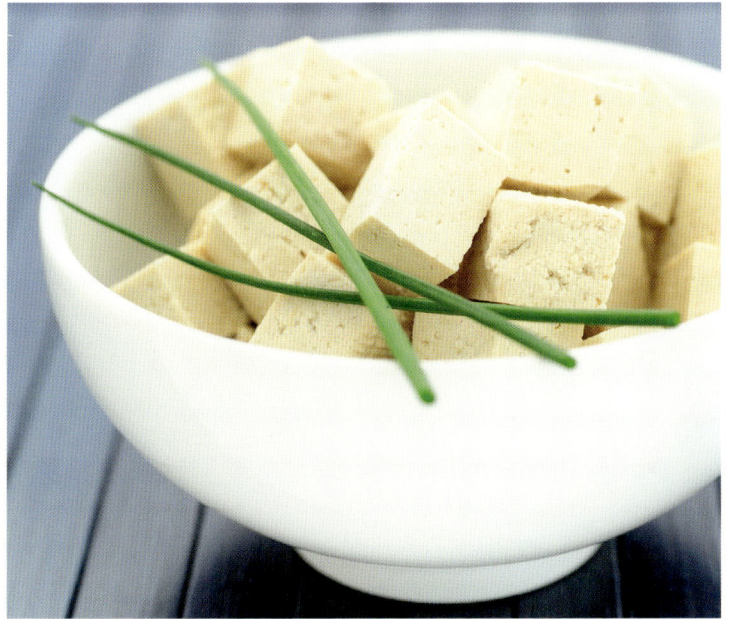

Bestimmte Inhaltsstoffe der Sojabohnen beeinflussen eventuell die Schilddrüse.

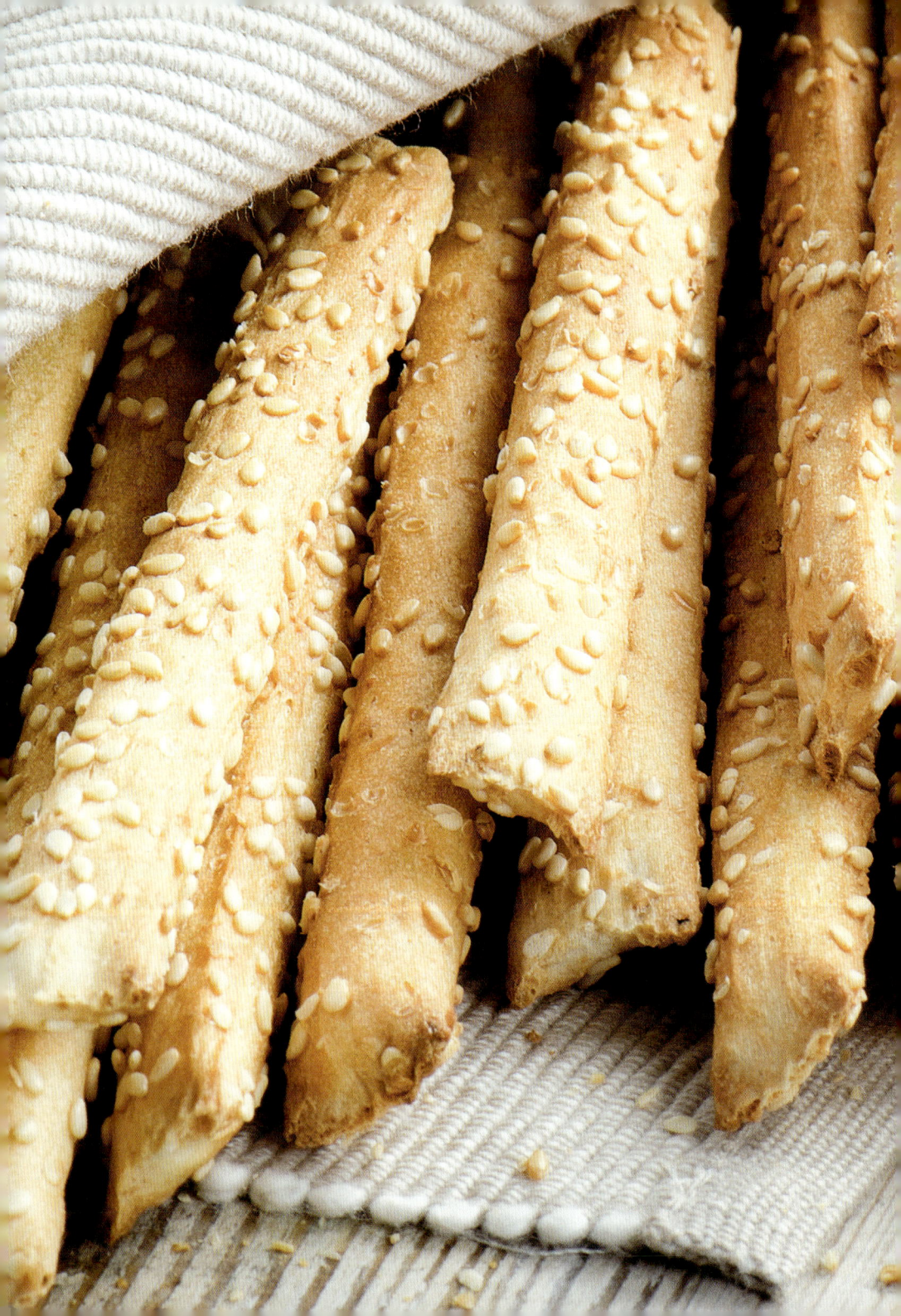

RICHTIG ESSEN BEI SCHILDDRÜSEN- PROBLEMEN

Wie wichtig Jod ist, haben Sie im letzten Kapitel gelesen. Doch Sie können noch viel mehr zum Wohle Ihrer Schilddrüse tun, wenn Sie in Ihrer Ernährung auf weitere wichtige Stoffe achten. Hier erfahren Sie, welche das sind und worauf es dabei ankommt.

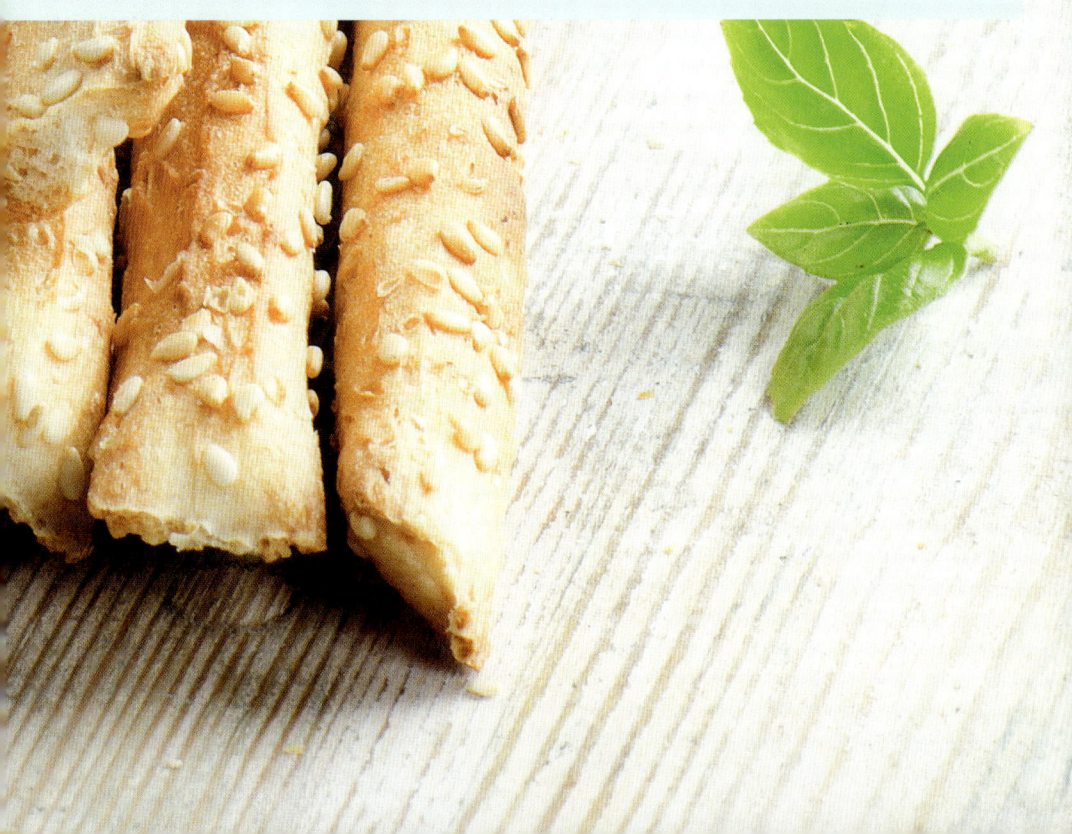

Gewichtig: Der Einfluss der Schilddrüse auf das Körpergewicht

Zu viel ist leicht was – auch für die Schilddrüse!

Ist man übergewichtig, kann auch die Schilddrüse der Grund sein. Wenn Sie beispielsweise mit einer Diät nicht abnehmen oder generell nur wenige Kalorien zu sich nehmen können, ist es möglich, dass Sie unter einer Schilddrüsenunterfunktion leiden. Dann sollten Sie einen Arzt aufsuchen, der eine gesicherte Diagnose stellen kann. Man weiß aus einer Untersuchung, dass ein deutlicher Zusammenhang zwischen einer verminderten Schilddrüsenhormonproduktion und dem Körpergewicht besteht. Ein Hinweis darauf ist, dass man bei einer Kalorienzufuhr von 1.000 kcal und weniger innerhalb von vier bis sechs Wochen kaum abnimmt.

Ist die Schilddrüse aber nicht die Schuldige, hilft alles nichts: Sie essen vermutlich falsch und die überflüssigen Kilos müssen weg. Denn Übergewicht ist auch ein Risikofaktor für Bluthochdruck, Diabetes und Fettstoffwechselstörungen, Gicht, Gelenkerkrankungen bis hin zu manchen Krebsarten. Leider entwickeln sich diese Gesundheitsstörungen schleichend, deshalb nimmt man erste Anzeichen wie Atemnot und starkes Schwitzen zunächst nicht ernst. Besonders ungesund ist ein zu dicker Bauch, denn daraus wird Fett leicht mobilisiert und erhöht die Blutfettwerte.

Beim Abspecken lautet die Devise aber nicht weniger, sondern besser essen. Übersetzt in den Alltag heißt dies: viel Obst und Gemüse sowie Vollkornprodukte, Hülsenfrüchte, Salat, Seefisch, Kartoffeln, wenig Salz und Fett. Dann verbessern sich meist nicht nur die Schilddrüsenwerte.

!

Wenn Sie trotz deutlicher Kalorienreduktion nicht abnehmen, kann die Schilddrüse dahinterstecken.

!

Die Devise beim Abspecken: Nicht weniger, sondern besser!

Und wenn man plötzlich abnimmt?

Tatsache ist: Übergewichtige Menschen nehmen schwer ab und dünne schwer zu. Oftmals liegt es an der Schilddrüse, wenn man nicht zunehmen kann. Wenn Sie rasch und ohne es zu wollen Gewicht verlieren, sollten Sie spätestens nach zwei Wochen zum Arzt gehen. Ein Schilddrüsentest ist nicht aufwendig und die Behandlung einer Überfunktion in der Regel problemlos möglich. Ist der Spiegel der Schilddrüsenhormone T3 und/oder T4 zu hoch, führt das zum Gewichtsverlust, da dann gewisse Stoffwechselvorgänge beschleunigt sind. Der Kohlenhydrat-, Eiweiß- und Fettstoffwechsel ist verändert, gleichzeitig werden Herzfrequenz und Wachstumsprozesse beschleunigt. Der Energiegrundumsatz ist erhöht.

> **!**
> Haben Sie schnell und unbeabsichtigt abgenommen? Gehen Sie zum Arzt!

Alles, was die Schilddrüse braucht

Im vorigen Kapitel haben Sie gesehen, dass Jod für die Schilddrüse unverzichtbar ist. Doch eine gut funktionierende Schilddrüse braucht noch mehr. Damit sie optimal arbeiten kann, sind auch bestimmte Mineralstoffe und Vitamine sowie weitere Substanzen wichtig, die in unserer Nahrung erhalten sind.

Unter den Mineralstoffen müssen insbesondere die Spurenelemente Selen, Eisen, Kupfer, Zink und Mangan ausreichend im Körper vorhanden sein, um die Drüse bei der Arbeit zu unterstützen. Vor allem bei Selen und Eisen gilt es dabei einiges zu beachten.

Selen: Auf das gesunde Maß achten

Selen ist ein lebensnotwendiges Spurenelement, das der Körper für die Bildung antioxidativ (gegen Sauerstoffanlagerung) wirkender Enzyme braucht. Ein Mangel daran führt zu einer erhöhten Häufigkeit von Autoimmunerkrankungen der Schilddrüse,

Schilddrüsenrückbildung (Atrophie) und papillärem Schilddrüsenkarzinom (eine Form von Schilddrüsenkrebs).

Im Essen kommt Selen vornehmlich in Form von selenhaltigen Eiweißbausteinen vor. In pflanzlichen Lebensmitteln ist der Selengehalt relativ gering, da die Böden in Europa selenarm sind.

Haben Sie ein Problem mit der Schilddrüse, lassen Sie beim Arzt den Selenstatus Ihres Körpers überprüfen. Wird dabei ein Mangel festgestellt, sollten Sie zunächst versuchen, ihn mit natürlichem Selen, sprich selenhaltigen Lebensmitteln zu beseitigen.

Die Deutsche Gesellschaft für Ernährung geht von einem täglichen Selenbedarf von 30 bis 70 µg bei gesunden Erwachsenen aus. Anhand der folgenden Tabelle sehen Sie, dass Sie diesen Bedarf ganz einfach mit natürlichem Selen decken können. Auch wenn Sie als Schilddrüsenpatient Ihre Selenversorgung auf einen optimalen Stand bringen wollen, wird Ihnen das problemlos gelingen.

> **!**
>
> Laut DGE brauchen gesunde Erwachsene 30 bis 70 µg Selen am Tag.

Durchschnittliche Selengehalte selenreicher Lebensmittel

100 g LEBENSMITTEL	µg SELEN
Kokosnuss	810
Sesam	800
Schweineniere	206
Steinpilze	184
Karpfen	7–130
Hummer	130
Paranüsse	103
Languste	99
Sonnenblumenkerne	69
Sojabohnen, Sardinen	60

Zu beachten ist allerdings, dass die gesundheitsschädliche Zufuhr von Selen eng bei einer gesundheitsfördernden liegt. So wird z. B. davon abgeraten, mehr als einen Esslöffel Kokosflocken oder Sesam täglich zu essen; mehr als 50 Gramm sollten es keinesfalls sein.

Die typische Durchschnittsaufnahme für Selen liegt in Europa zwischen 35 (Frauen) und 50 μg pro Tag (Männer). Der mittlere ungiftige Wert wird mit 800 μg/Tag angegeben. Sie sollten täglich jedoch nicht mehr als 600 μg zu sich nehmen, langfristig sogar nicht mehr als maximal 300 μg, um Vergiftungserscheinungen wie Durchfall, Haarausfall, Veränderungen an den Nägeln, Leberzirrhose und neurologische Symptome zu vermeiden. Das heißt für Sie: Wenn Sie verstärkt Selen aufnehmen möchten, gelingt Ihnen das mit Sesam und Kokosnuss in geringen Mengen.

!

Vorsicht: Allzu viel ist ungesund.

Wann Selenpräparate sinnvoll sind

Falls Sie Selenpräparate einnehmen bzw. einnehmen möchten, sollten Sie dies in Absprache mit Ihrem Arzt tun. Das gilt insbesondere, wenn Sie an Hashimoto-Thyreoiditis leiden. Eine Studie zeigte, dass der Auto-Antikörperspiegel TPO nach drei Monaten Behandlung mit Selen um 36 Prozent sank, das Schilddrüsenultraschallmuster normalisierte sich und die Lebensqualität stieg. Der Effekt ist umso stärker, je ausgeprägter die Aktivität der Antikörper ist. Man vermutet, dass eine oxidative Schädigung (Veränderung und Inaktivierung durch Sauerstoff) der Schilddrüsenzellen und die Gewebsentzündung durch Selen verringert wird. Ähnliche Effekte beobachtete man auch bei Morbus Basedow.

!

Hashimoto-Patienten sollten dauerhaft mit Selen behandelt werden.

Patienten mit nachgewiesener Hashimoto-Thyreoiditis sollten daher dauerhaft mit Selen behandelt werden. Bei erwachsenen Patienten empfiehlt sich eine Aufnahme von 200 μg Selen am Tag (vorzugsweise in Form von Natriumselenit), bei Kindern und Jugendlichen bis 18 Jahren von 100 μg. Um den Mineralstoff

!

Selenhaltige Medikamente sind bei einer Tagesdosis über 200 µg rezeptpflichtig.

optimal dosieren zu können (je nach Ihren Ergebnissen der Blutuntersuchung!), erhalten Sie das Präparat selen-loges® verschreibungspflichtig in 300-µg-Dosierung (PZN: 02573071) sowie als Nahrungsergänzung mit 50 µg (PZN: 08797469), 100 µg (PZN: 05703367) und 200 µg (PZN: 05703404). Um jedoch sicherzugehen, dass Sie nicht zu viel Selen aufnehmen, empfehlen sich von Zeit zu Zeit entsprechende Blutuntersuchungen.

Bei schwangeren Frauen reduzierte die Gabe von Selen das Risiko für eine Schilddrüsenentzündung nach der Geburt (Postpartum-Thyreoiditis). Da die Anzahl der Studienteilnehmer aber bislang gering war, können hier noch keine konkreten Einnahmeempfehlungen gegeben werden.

Welche Wechselwirkungen gibt es? Vitamin C (bei den Lebensmittelzutaten meist als Ascorbinsäure bezeichnet) kann die Aufnahme von Natriumselenit reduzieren. Daher sollte ein zeitlicher Abstand von mindestens einer Stunde eingehalten werden. Das bedeutet: Wenn Sie ein Selenpräparat einnehmen, sollten Sie mindestens eine Stunde warten, bis Sie Orangensaft oder andere Vitamin-C-haltige Säfte trinken bzw. Vitamin-C-reiches Obst (Kiwi) oder Gemüse (rote Paprika etc.) essen.

Schadstoffe in der Schilddrüse
Die Schilddrüse ist geradezu ein Speicher für Schadstoffe wie Schwermetalle, Schädlingsbekämpfungsmittel (Pestizide, Herbizide) etc. Das heißt: Wenn Sie Probleme mit der Schilddrüse haben, sollten Sie sich mit Bio-Lebensmitteln ernähren, um die Drüse nicht auch noch mit Agrargiften zu belasten.

Eisen ist nicht gleich Eisen

Die Hauptaufgabe von Eisen ist der Transport und die Speicherung von Sauerstoff im Blut und in den Muskeln; auch für wichtige Hirnfunktionen wird es benötigt. Diesen Aufgaben entsprechend ist der Eisenbedarf am größten, wenn es zu einer schnellen Gewebevermehrung und einem Anstieg der Blutbildung kommt – also im Säuglingsalter, in Kindheit, Jugend, Schwangerschaft.

Eisen ist aber auch das Spurenelement, bei dem es am häufigsten zu einem Mangel kommt, und zwar vor allem bei Frauen. Dieser Mangel hat Auswirkungen auf den gesamten Organismus. Im Speziellen verringert er die Effizienz der Schilddrüsenhormonbildung und erniedrigt die zirkulierenden Hormonspiegel von T4 und T3 sowie die T3-Produktion durch die Leber. Ist die Eisenversorgung dagegen optimal, verbessert dies die Schilddrüsenantwort auf die Jodzufuhr und die Jodverwertung. Wie das Ganze genau funktioniert, weiß man allerdings noch nicht.

!

Eisenmangel verschlechtert die Bildung der Schilddrüsenhormone.

Ferritin ist der Laborwert für das im Körper vorhandene Speichereisen. Liegt er bei Erwachsenen unter 20 µg/l Serum, sollte bei der Behandlung von Schilddrüsenerkrankungen und Jodmangelkropf auch Eisen zugeführt werden.

Worauf es bei der Eisenzufuhr zu achten gilt

Der Körper hat nur begrenzt Möglichkeiten, Eisen auszuscheiden. Er reguliert die Eisenkonzentration durch die Eisenaufnahme. Eisenverluste müssen ebenfalls damit kompensiert und eine Eisenüberladung vermieden werden. Hat die Leber große Eisenvorräte, ist die Aufnahme herabgesetzt. Sind die Eisenvorräte dagegen erschöpft oder stark vermindert, erhöht der Körper die Eisenaufnahme deutlich.

!

Der Eisenbedarf beim Mann liegt bei 10 mg, bei der Frau bei 15 mg. Schwangere und Stillende brauchen mehr.

Erwachsene Männer benötigen 10 und Frauen 15 mg am Tag, Schwangere 30 und Stillende 20 mg. Frauen verlieren durch die Menstruation etwa 12 mg, was ihren höheren Bedarf erklärt.

Eisenreiche Lebensmittel mit guter Verfügbarkeit

100 g LEBENSMITTEL	mg EISEN
Bierhefe	18
Pfifferlinge getrocknet, grüner Tee	17
Weizenkleie	16
Schnittlauch, Kakaopulver, schwach entölt	13
Kürbiskerne	12,5
Kalbsniere	12
Rinderniere	11
Hirse, Sesam	10
Quinoa	8–10,8
Amarant	9
Steinpilze, getrocknet	8,4
Rinderlunge, Leinsamen	8,2
Petersilie, Weizenkeime, Sonnenblumenkerne	8
Schweineniere, Pistazienkerne	7,3
Kichererbsen, Eigelb	7,2
Linsen	6,9
Haferflocken	5,4
Rinder- und Schweineherz	4,3
Vollkornbrot, Rehfleisch	3
Rinderfilet	2,3
Kalb- und Rindfleisch	2,1
Schweinefleisch, Kartoffeln gekocht, mit Schale	1
Hühnchen	0,7

Größere als übliche Mengen benötigen Patienten mit einer Eisen-
aufnahmestörung durch zu wenig Magensäure, bei andauernden
Blutungen des Magen-Darmtrakts, z. B. bei Magengeschwüren,
Colitis ulcerosa oder Morbus Crohn, sowie bei Infektionen, Tu-
morerkrankungen und operativen Eingriffen sowie bei Einnahme von Antibiotika und Antazida (gegen Magenübersäuerung).

Anhand der enthaltenen Eisenmenge können Sie an der Tabelle gut erkennen, dass Sie von einigen Lebensmitteln im Grunde nicht viel zu essen bräuchten, um ausreichende Mengen des
Spurenelements aufzunehmen. Jedoch sagt der Gehalt wenig
über die Verfügbarkeit aus. So enthält Schweineleber 18 mg Ei-
sen/100 g, jedoch in einer Speicherform, dem Ferritin. Das Eisen
muss im Darm daraus erst herausgelöst werden. Dabei wird es
zum großen Teil als unlösliche Eisenverbindung ausgeschieden.
Man unterscheidet in erster Linie zwei Eisenvarianten:

- das tierische Eisen-II oder Häm-Eisen, wie es in Fleisch, Wurst,
  Geflügel und Fisch vorkommt
- das sogenannte pflanzliche Nicht-Häm-Eisen-III aus Getreide,
  Obst und Gemüse

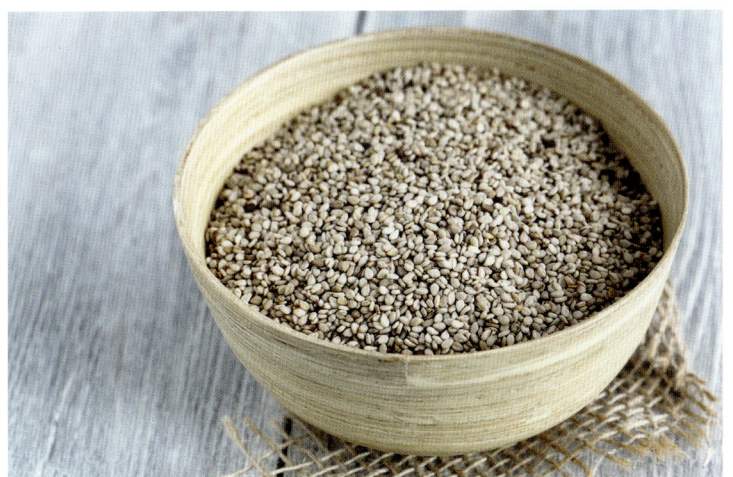

Quinoa ist sehr
eisenreich.

> **!**
> Eisen wird aus tierischen und pflanzlichen Lebensmitteln unterschiedlich aufgenommen.

Das pflanzliche Eisen-III muss vor der Aufnahme durch den Darm erst zu zweiwertigem Häm-II umgebildet werden, während das Häm-Eisen direkt verwertet werden kann.

Entsprechend ist die Aufnahme des Spurenelements: Aus pflanzlichen Lebensmitteln wird Eisen nur zu 3 bis 8 Prozent, aus tierischen zu ca. 23 Prozent aufgenommen. Dies bedeutet für Sie: Wenn Sie wenig Fleisch essen, müssen Sie eine größere Menge an eisenreichen pflanzlichen Produkten mit der Nahrung aufnehmen, als dies bei Fleischprodukten nötig wäre. Dagegen reichen ein bis zwei Fleischmahlzeiten pro Woche, um bei ansonsten ausgewogener Ernährung einem Eisenmangel vorzubeugen.

Wird die Aufnahme von Häm-Eisen durch andere Nahrungsbestandteile kaum beeinflusst, ist die Aufnahme von pflanzlichem Eisen von vielen Lebensmittelinhaltsstoffen abhängig.

Diese Stoffe und Lebensmittel erleichtern die Eisenaufnahme

> **!**
> Vitamin C steigert die Eisenverfügbarkeit aus Pflanzenkost um das Siebenfache!

- Vitamin C (Fruchtsaft, Obst, Gemüse): Mithilfe des Vitamins kann Eisen-III in Eisen-II umgewandelt werden. Damit können Sie die Eisenverfügbarkeit aus pflanzlichen Lebensmitteln bis auf das Siebenfache steigern! Ein Glas frisch gepresster Orangensaft zur Mahlzeit getrunken, ein Vitamin-C-reicher roter Paprikasalat als Vorspeise oder eine Kiwi als Dessert sind daher für den Körper nicht Gold, aber Eisen wert.
- Fruchtsäuren wie Zitronen- oder Fumarsäure sowie Fruktose (Fruchtzucker)
- Aufgetaute Gefrierprodukte
- Milchsaure Lebensmittel (z. B. Joghurt, Sauerkraut, Sauerteigbrot) – Milchsäure kann Eisen-III in Eisen- II überführen.
- Pflanzliche und tierische Lebensmittel in Kombination: Dadurch verdoppelt sich die Eisenaufnahme – ein Gericht mit Fleisch bzw. Fisch und Gemüse ist also ideal.

Diese Stoffe hemmen die Eisenaufnahme

- Phytinsäure: Man findet sie in Vollkorn- und Sojaprodukten, Mais und Reis. Sie bildet mit Eisen Verbindungen, die vom Körper nicht aufgenommen werden. Durch Vitamin C wird diese Wirkung abgeschwächt. Auch durch das Einweichen oder Keimen von Getreide und Hülsenfrüchten wird der Gehalt an Phytinsäure reduziert.
- Hohe Kalziumkonzentrationen (z. B. Milch, Milchprodukte)
- Bestandteile des Eigelbs
- Phosphat (z. B. in Cola und Limonaden)
- Ballaststoffe
- Karbonate, Oxalsäure (unter anderem in Spinat, Kakao, Rhabarber, Mangold) und andere Verbindungen aus Reis, Mais, Getreide und Bohnen: Sie binden Eisen sehr fest und können im Dünndarm schlecht aufgespalten werden. Das gilt z. B. für den oxalsäurereichen Spinat. Das daran gebundene Eisen steht zur Aufnahme nicht zur Verfügung.

> **!**
> Popeye hat seine Kraft doch nicht vom Spinat.

- Polyphenole (früher Gerbstoffe genannt) aus Schwarztee und Kaffee. Beide Getränke sollte man bei Eisenmangel frühestens eine Stunde nach der Mahlzeit zu sich nehmen. Auch Hülsenfrüchte wie Soja enthalten Polyphenole, die die Eisenaufnahme hemmen. Dagegen haben Polyphenole aus Rotwein sowie Rotbusch- und Grüntee keinen nennenswerten Einfluss auf die Eisenverwertung.
- Fehlendes Eiweiß in der Nahrung

Eisen seinerseits reduziert die Aufnahme von Zink, Kupfer und Mangan.

> **!**
> Das beste Rezept gegen Eisenmangel: die richtige Auswahl und Kombination der Lebensmittel

Wie häufig sind Mangelerscheinungen? Kinder und Jugendliche in der Wachstumsphase, Frauen im gebärfähigen Alter und in der Schwangerschaft sowie Vegetarier zählen zu den Risikogruppen für eine unzureichende Eisenversorgung. Entweder haben sie einen erhöhten Bedarf oder sie sind aufgrund ihrer Ernährungsweise dafür prädestiniert, weniger Eisen als empfohlen aufzunehmen.

Veganer, die komplett auf Lebensmittel tierischer Herkunft verzichten, stellen eine besondere Risikogruppe dar. Deshalb sollte man Säuglinge und Kinder nicht vegan ernähren. Alle anderen Veganer sollten regelmäßig ihren Eisenstatus bestimmen lassen, um einem Mangel vorbeugen zu können.

Problematisch ist die Eisenzufuhr vor allem bei Frauen im gebärfähigen Alter. Über 75 Prozent von ihnen unterschreiten die Zufuhrempfehlungen. Junge Frauen bis zu ihrem 24. Geburtstag nehmen sogar nur halb so viel zu sich, wie sie sollten. Im Durchschnitt führen Frauen nur 11,8 mg pro Tag zu, während Männer 14,4 mg/Tag konsumieren.

Symptome eines Eisenmangels Bereits eine leichte Unterversorgung führt zu Störungen der Blutbildung. Das häufigste Symptom ist die Blutarmut. Sie wird meist von einer reduzierten körperlichen und geistigen Belastbarkeit (Konzentrationsschwäche, Lernstörungen) begleitet. Damit in Zusammenhang stehen unspezifische Anzeichen wie Gefühle allgemeiner Abgeschlagenheit, leichte Ermüdbarkeit, Antriebsschwäche, Depressivität, Kreislaufstörungen, Muskelschwäche und Erschöpfung.

Außer der Blutarmut kommt es bei einem tatsächlichen Mangel zu Störungen von Zahn- und Nagelbildung, Haarausfall, Haarwachstumsstörungen, Erkrankung der Mundschleimhaut, verminderter Widerstandskraft, blasser, trockener und rissiger Haut, brüchigen Nägeln und Haaren sowie möglicherweise zum Restless-Legs-Syndrom (RLS). Bei Kindern beobachtet man Appetitlosigkeit, Wachstumsstörungen und verringerte Widerstandskraft gegen Infektionen. Eisenmangel kann auch die Ursache von Juckreiz bzw. von allgemeinem Hautjucken sein.

Ein schwerer Eisenmangel führt zu Mundwinkelrhagaden

!

Veganer sollten ihren Eisenstatus regelmäßig untersuchen lassen.

!

Häufigstes Symptom ist die Blutarmut.

(Risse im Mundwinkel), Schluckstörungen, Zungenbrennen, brüchigen Haaren und Nägeln, mangelnder Nährstoffversorgung der Zunge sowie der Schleimhäute von Mund und Darm. Kleinkinder mit schwerem Eisenmangel zeigen Verhaltensstörungen wie das Essen von Erde oder Eiswürfeln.

Eisenpräparate
Hält der Arzt ein Eisenpräparat für angebracht, sollte es aufgrund der besseren Verfügbarkeit zweiwertiges Eisen (siehe Beipackzettel) enthalten und möglichst vor dem Schlafengehen eingenommen werden (wenn man es verträgt), da damit die Bioverfügbarkeit optimiert wird.

Vitamin A: Nicht nur für gute Augen

Vitamin A brauchen wir vor allem für die Sehkraft und eine gesunde Haut, aber auch für die Schilddrüse ist es wichtig. Ein Mangel verstärkt die Auswirkungen eines Jodmangels, deshalb muss das Ziel sein, ausreichend damit versorgt zu sein. Man kennt Vitamin A aus der Werbung auch unter der Bezeichnung „Biosterol".

Vitamin A (Retinol) selbst kommt ausschließlich in tierischen Produkten vor und man führt es über die Nahrung (Leber und andere tierische Produkte) direkt zu. Eine weitere Vitamin-A-Quelle ist seine Vorstufe, das Provitamin A, das im Körper problemlos in Vitamin A umgewandelt wird. Dazu gehört Betakarotin, das fast nur in Pflanzen vorkommt, und in geringerem Ausmaß Alphakarotin sowie das Beta-Cryptoxanthin. Betakarotin gehört zu der Substanzgruppe der Karotinoide, die durch ihre gelbe bis rote Farbe auffallen, an der Farbgebung der Pflanzen beteiligt sind und als Lichtschutzfaktoren in Pflanzen und Mikroorganismen dienen. Sie werden industriell als Lebensmittelfarbstoffe, unter anderem zur Einfärbung von Butter, Brotaufstrichen oder Limonaden eingesetzt, sind dann jedoch in der Regel künstlich hergestellt oder werden aus einer Alge gewonnen. Auch eine gentechnische Produktion ist möglich.

Mit den Provitaminen ist keine Überdosierung bzw. Vergiftung möglich, da es der Körper nur bei Bedarf in das aktive Vitamin umwandelt und die Vorstufe z.B. im Unterhautfettgewebe speichert. Vitamin A selbst wird im Körper gespeichert. Die oft hohen und lang anhaltenden Speicher befinden sich vor allem in der Leber. Man geht davon aus, dass die Reserve etwa ein Jahr vorhält!

> **!**
>
> Bei Provitamin A besteht keine Gefahr der Überdosierung.

Faktoren, die die verfügbare Vitamin-A-Menge beeinflussen

Im Gegensatz zum Gros der Vitamine wirkt sich mildes Kochen oder Verarbeiten günstig auf die Aufnahme von Vitamin A bzw. dem Provitamin aus. Auch aus Säften und Gemüse wie z.B. Spinat ist es gut verfügbar. Vitamin B_2 und B_{12} sowie Vitamin C verstärken seine Wirkung und auch von Vitamin E ist diese Wirkung – allerdings weitaus geringer – bekannt.

Dagegen wirken Konservierungsmittel wie Natriumbenzoate, Bromobenzene sowie Citral, Vitamin-A-Abkömmlinge, die Sauerstoff angelagert haben (oxidierte Vitamin-A-Abkömmlinge), hohe Konzentrationen des Schilddrüsenhormons Thyroxin, Östrogene, hoch dosiertes Vitamin E dem Vitamin A entgegen.

Vitamin A gehört zu den sogenannten fettliebenden (lipophilen) Verbindungen und wird gemeinsam mit den Nahrungsfetten aufgenommen. Seine Verfügbarkeit wird durch fettarme Kost, Leberschäden, Störung des Fettstoffwechsels und Gallensäuremangel vermindert. Es ist bekannt, dass das Vitamin A in fettarmen Mahlzeiten nur zu etwa 5 Prozent aufgenommen wird; wenn der Fettgehalt der Kost erhöht wird, steigt diese Rate auf bis zu 50 Prozent. Eine normale Vitamin-A-Aufnahme hängt von einer ausreichenden Eiweißversorgung ab und verringert sich erheblich während Infektionskrankheiten.

> **!**
>
> Vitamin A liebt Fett – deshalb nicht zu fettarm essen.

Auch Umweltverschmutzung stört den Vitamin-A-Stoffwechsel. Hier sind Substanzen wie Dioxine und Benzpyren zu nennen.

Wann kommt es zum Vitamin-A-Mangel? Bei gemischter Kost stellt die Vitamin-A-Versorgung für einen gesunden Mitteleuropäer kein Problem dar, häufig wird die empfohlene Zufuhr sogar überschritten. Dass es selten zu einem Mangel kommt, liegt zum einen an den lang anhaltenden Speichern und zum anderen an der effizienteren Aufnahme des Provitamins, wenn zu wenig Vitamin A vorhanden ist. Tritt dennoch ein Mangel auf, so ist er vor allem bei rein pflanzlicher Kost, Fettmangel in der Nahrung und als Folge von Infektionen zu beobachten. Das Problem ist, dass eine leichte Unterversorgung kaum zu Symptomen führt, also in der Regel nicht erkannt wird.

> **!**
> Ein Mangel ist zum Glück sehr selten.

Erste Zeichen eines Mangels sind Lichtscheue und zunehmende Sehschwierigkeiten im Dämmerlicht – beides ist im klinischen Test gut zu erkennen. Es kommt zu einer erhöhten Infektanfälligkeit und häufiger Bronchitis. Verhornungsstörungen führen zu Haarausfall, brüchigen Nägeln, trockener, schuppender Haut und Akne. Die Tränenflüssigkeit ist vermindert, trockene und entzündete Bindehäute gehören zu den Folgen.

Wie viel Vitamin A braucht man? Man geht von einem durchschnittlichen Tagesbedarf an Vitamin A bei Erwachsenen von 0,8 mg (Frauen) bis 1,1 mg (Männer) aus. Lebensmittel, die viel davon enthalten, finden Sie in der folgenden Tabelle.

> **!**
> Der Tagesbedarf liegt bei 0,8 bis 1,1 mg.

Lebensmittel mit viel Vitamin A

100 g LEBENSMITTEL	mg VITAMIN A BZW. PROVITAMIN A
Schweineleber	33
Lebertran	30
Leberwurst, grob	8,3
Aprikose, getrocknet	5,8
Rohe Karotten	1,5
Pfifferlinge	1,4
Dosenmöhren	1
Aal	1
Hühnereigelb, Grünkohl	0,9
Hagebutte, Spinat, Honigmelone, Fenchel	0,8
Feldsalat	0,7
Butter, Mangold, Chicorée	0,6

Vitamin D: Das Sonnenvitamin

Vitamin D (Calciferol) hat viele positive Eigenschaften (siehe Kasten). Manche davon wirken sich direkt auf die Schilddrüse aus. So hat es Einfluss auf die Nebenschilddrüse und die Sekretion des Schilddrüsenhormons Thyroxin. Außerdem verändert das Vitamin das körpereigene Abwehrsystem positiv – man nennt diese Eigenschaft immunmodulierend. Auf diese Weise wirkt es auf Autoimmunerkrankungen auch der Schilddrüse und hemmt so das Fortschreiten dieser Krankheiten. Deshalb ist insbesondere bei Morbus-Basedow-Patienten eine ausreichende Vitamin-D-Versorgung unerlässlich. Ebenso bedeutend ist sie für Patienten mit einer Schilddrüsenunterfunktion, da diese häufig von einem Vitamin-D-Mangel begleitet ist.

!

Für Patienten mit Morbus Basedow oder Schilddrüsenunterfunktion ist das Vitamin ganz besonders wichtig.

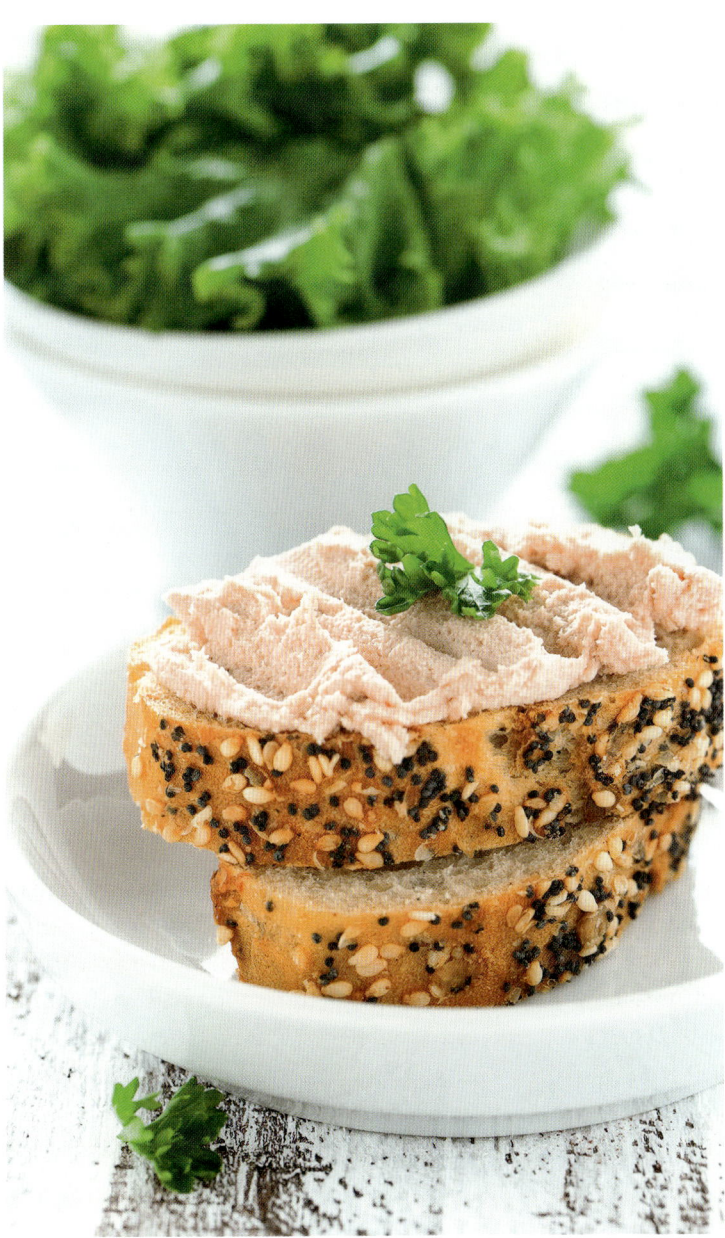

Eine ausgewogene Mischkost stellt die Versorgung mit Vitaminen in der Regel sicher.

Wofür wir Vitamin D sonst noch brauchen

Das Vitamin ist für eine Reihe von Körpervorgängen unerlässlich. Hier seine wichtigsten positiven Eigenschaften:

- Es ist für die Bildung von Knochen und Zähnen unerlässlich.
- Es stärkt die Knochen, indem es die Einlagerung von Kalzium steuert, und beugt damit Osteoporose vor.
- Es kräftigt die Muskeln und koordiniert Muskelfunktionen.
- Es beeinflusst die Bildung der Haare und Haut.
- Es schützt in gewissem Umfang vor Diabetes, Herz-Kreislauf-Erkrankungen, Muskelschwäche, Krebs und Depressionen.

Ab in die Sonne!

Vitamin D ist kein Vitamin im eigentlichen Sinne, denn unser Körper kann es bei ausreichender Sonneneinstrahlung selbst bilden, und zwar in der Haut aus Cholesterin. Dabei unterliegt die körpereigene Bildung starken Schwankungen. Dies betrifft die Tageszeit, den Breitengrad und die Jahreszeit, denn die entsprechenden Wellenlängen des Sonnenlichts, die eine Vitamin-D-Bildung ermöglichen (UV-B-Licht der Wellenlänge von etwa 280 bis 320 nm), werden jenseits des 40. Breitengrades – also bei uns – im Winter durch die schräge Sonneneinstrahlung in der Atmosphäre herausgefiltert. Das heißt, zwischen November und März können wir selbst kein Vitamin D bilden! Dagegen können bei optimaler Sonneneinstrahlung im Sommer bis zu 250 µg Vitamin D entstehen, und nur dann reichen 10 Minuten Sonnenbaden bzw. ein Spaziergang bei Sonnenlicht, um den Tagesbedarf zu decken.

!

Gehen Sie im Sommer täglich ein paar Minuten ohne UV-Schutz in die Sonne.

Gebräunte Haut, Sonnencremes und getönte Scheiben schränken die Vitamin-D-Bildung jedoch ein; UV-Filter können die Vitamin-D-Produktion in der Haut sogar völlig unterbinden. Bereits ein mittlerer Lichtschutzfaktor von 8 bis 15 verhindert die Vitamin-D-Bildung komplett. Dennoch werden etwa 90 Prozent des Vitamin-D-Bedarfs über die Sonne gedeckt. Am besten setzen Sie sich im Sommer täglich kurz der Sonne aus. Dabei sollten Sie die pralle Mittagssonne zwischen 12 und 15 Uhr jedoch meiden.

Leider sind die Wellenlängen des Sonnenlichts, die man für die körpereigene Produktion von Vitamin D benötigt, gleichzeitig auch die Spektren, die Sonnenbrand und entsprechend Hautkrebs hervorrufen. Jedoch reicht für die Vitamin-D-Produktion eine Strahlenmenge aus, die keine Hautrötung verursacht und somit auch keine Gefahr für die Entstehung von Hautkrebs darstellt.

Die natürliche Vitaminproduktion mithilfe von Sonnenstrahlen ist gemäß Professor Jörg Reichrath, Hautarzt und Vitamin-D-Forscher an der Universität Homburg, günstiger als eine Zufuhr in Form von Tabletten, da dabei eventuell wichtige Stoffwechselprodukte in der Haut gebildet werden, die bei Tabletteneinnahme nicht anfallen. Ein weiterer Vorteil: Bei der natürlichen Vitaminproduktion in der Haut kommt es nie zu einer Überdosierung.

> **!**
> Bei der natürlichen Vitaminproduktion durch die Sonne kommt es nie zu einer Überdosierung.

Wie viel Vitamin D benötigt man? Während der Sommermonate reicht es aus, zwei- bis dreimal wöchentlich 5 bis 15 Minuten Sonne auf Gesicht, Hände und Arme scheinen zu lassen (ohne Sonnenschutzmittel). Bei ausreichender Sonnenzufuhr benötigen Erwachsene zusätzlich 5 µg (0,005 mg) Vitamin D am Tag über die Nahrung. Ab 51 Jahren erhöht sich die Empfehlung auf 10 bis 15 µg am Tag.

Achtung: Die Obergrenze für die tägliche Vitamin-D-Zufuhr liegt bei 50 µg. Sie sollte nicht überschritten werden.

Vitamin-D-reiche Kost im Winter

Jetzt werden Sie fragen, wie ist es dann im Winter? Haben wir da einen Vitamin-D-Mangel? Das kann man deutlich verneinen.

> **!**
>
> Der Körper kann Vitamin D gut speichern.

Der Körper verfügt über beträchtliche Speicherkapazitäten in der Leber und vor allem im Fettgewebe. Einen kurzfristigen Vitamin-D-Mangel übersteht Ihr Körper also ohne größere Beeinträchtigung.

Durchschnittlicher Vitamin-D-Gehalt einiger Vitamin-D-reicher Lebensmittel

100 g LEBENSMITTEL	µg VITAMIN D
Lebertran	300
geräucherter Aal	90
geräucherte Sprotte	32
Bückling	30
Hering (Atlantik)	27
Aal	20
Lachs	16
Schwarzer Heilbutt (Grönland)	15
Lachs in Dosen	12
Austern	8
Echter Kaviar	5,9
Weißer Heilbutt	5
Makrele	4
Schmelzkäse (45 % Fett i. Tr.), Speisemorcheln, frische Steinpilze	3,1
Frische Pfifferlinge	2,1
Frische Champignons	1,9
Eigelb	1,75
Goudakäse (45 % Fett i. Tr.)	1,3

In den Wintermonaten können Sie sich – abgesehen von den aufgefüllten Speichern – mit einer Ernährung behelfen, die reich an Vitamin D ist. Am meisten finden Sie im Leberfett von Meerestieren. Lebertran liegt mit 300 µg/100 g Vitamin D an der Spitze (1 µg entspricht einem Tausendstel Milligramm).

Den Tagesbedarf von 5 µg würden Sie theoretisch z. B. beim alleinigen Genuss von etwa 5 Gramm geräuchertem Aal, 17 Gramm Bückling, 16 Gramm Sprotten, 31 Gramm Lachs, 45 Gramm Sardinen, 125 Gramm Makrele oder 263 Gramm Champignons decken (siehe auch vorangegangene Tabelle).

Mangelerscheinungen entstehen in erster Linie dann, wenn die Lichtzufuhr dauerhaft nicht ausreicht oder wenn bei zu geringer Lichtmenge mit der Nahrung zu wenig zugeführt wird. Im Winter reicht eine alleinige Vitamin-D-Versorgung mit der Nahrung im Normalfall nicht aus, um Mangelerscheinungen zu verhindern, insbesondere bei einer rein vegetarischen Kost ohne Fisch und Meeresfrüchte.

Vitamin-D-Mangel bei älteren Menschen

Selbst wenn sie sich im Freien aufhalten, sind Senioren eine wesentliche Risikogruppe für eine Vitamin-D-Unterversorgung, da in ihrer Haut nur noch ein Viertel bis halb so viel Vitamin D produziert wird wie bei jungen Erwachsenen. Schwer kranke, bettlägerige Personen, die kaum noch in die Sonne kommen, sind deshalb ganz besonders von einem Vitamin-D-Mangel gefährdet.

Etwa die Hälfte der älteren Bevölkerung in Deutschland, vor allem Frauen, weist eine deutliche, klinisch relevante Unterversorgung auf. Das ist genau der Personenkreis, der am ehesten mit Schilddrüsenproblemen zu kämpfen hat.

Ein Vitamin-D-Mangel bewirkt einen gestörten Knochenstoffwechsel. In Kombination mit einer schwachen Muskulatur kann dies besonders im Alter mit einem deutlich erhöhten Risiko für

! Bettlägerige Patienten können leicht Mangelerscheinungen entwickeln.

! Ältere Menschen bilden weniger Vitamin D und geraten leichter in einen Mangel.

sturzbedingte Knochenbrüche einhergehen. Eine zusätzliche Vitamin-D-Einnahme von 17 bis 20 µg täglich kann etwa ein Viertel aller Hüft- und Röhrenknochenbrüche über 65 Jahren verhüten.

Außerdem können im Alter ein Nachlassen der Nierenfunktion sowie Arzneimitteleinnahmen (z. B. Antiepileptika, spezielle Antibiotika und Kortison) einen Mangel begünstigen. Bei Übergewichtigen wird das fettlösliche Vitamin an den Körperfettanteil gebunden. Infolgedessen ist im Blut ebenfalls zu wenig davon vorhanden. Somit erhöht sich das Risiko für Typ-1- und Typ-2-Diabetes, insbesondere bei Übergewicht.

Aber damit nicht genug: Britische Wissenschaftler fanden einen Zusammenhang zwischen Vitamin-D-Mangel und dem Rückgang der Hirnleistung. Je niedriger der Vitamin-D-Spiegel im Blut der knapp 2.000 Studienteilnehmer über 65 Jahren war, desto schlechter waren die Denkleistungen in entsprechenden Tests. Auch Ohrensausen und ein Verlust des Gehörs wird mit einem Vitamin-D-Mangel in Verbindung gebracht.

Carnitin bei Schilddrüsenüberfunktion

Carnitin wird vom Körper selbst aus den Eiweißbausteinen Lysin und Methionin hergestellt und ist auch in manchen Lebensmitteln enthalten, vor allem in Fleisch, Fisch und Milchprodukten sowie in geringen Mengen auch in Obst und Gemüse. Es trägt dazu bei, dass der Organismus aus Fettsäuren Energie gewinnen kann. Außerdem bindet es überschüssige, langkettige Fettsäuren, die auf diese Weise über die Niere ausgeschieden werden können. Aufgrund seiner Aufgaben bei der Fettverwertung vermutete man auch, dass es beim Abnehmen helfen kann, wissenschaftlich bewiesen wurde dies allerdings nicht.

Dagegen kann Carnitin bei einer Schilddrüsenüberfunktion tatsächlich helfen. Dann hemmt das sogenannte L-Carnitin in Dosen von 2 Gramm pro Tag die Wirkung der Schilddrüsenhormone in bestimmten Körperbereichen, vor allem der Körperoberfläche. Deshalb werden bei allen schwer behandelbaren Überfunktionen mindestens 2 Gramm täglich empfohlen (z. B. bei Hyperthyreosen unter dem Medikament Amiodaron oder bei sogenannten thyreotoxischen Krisen). Dadurch werden die Symptome der Überfunktion wie schneller Puls, Herzklopfen und Zittern gelindert, das Körpergewicht steigt wieder und die Knochenentkalkung wird gestoppt.

In einer Studie an 50 Frauen, die gutartige Knoten in der Schilddrüse hatten und einen unterdrückten TSH, konnten italienische Forscher zeigen, dass durch die Gabe von L-Carnitin sowohl typische Symptome der (leichten) Überfunktion gemindert als auch einzelne Blutwerte verbessert wurden. Man fand heraus, dass bei einer täglichen Gabe von 2 oder 4 Gramm L-Carnitin typische Symptome der Schilddrüsenüberfunktion verschwanden bzw. gemindert wurden, wie Nervosität, Schlaflosigkeit, Muskelzittern, beschleunigter Puls, Herzklopfen bzw. -rasen und Gewichtsverlust. L-Carnitin hatte auch einen positiven Einfluss auf den Knochenstoffwechsel sowie auf weitere Blutwerte.

Vegetarier leiden eher an einem L-Carnitin-Mangel, denn die Substanz findet sich hauptsächlich in rotem Fleisch, vor allem Schaf- und Lammfleisch. Pflanzliche Lebensmittel hingegen enthalten wenig oder gar kein L-Carnitin. Bei einer gemischten Ernährung nimmt man täglich zwischen 100 und 300 mg über die Nahrung auf; bei Ovo-Lakto-Vegetariern sind es nur 15 bis 25 Prozent dieser Menge und bei Veganern lediglich 3 bis 10 Prozent.

Man vermutet, dass L-Carnitin ein Gegenspieler der Schilddrüsenhormone ist und als solcher verhindert, dass die Schilddrüsenhormone in den Zellkern der Leberzellen, Nervenzellen und Fibroblasten (im Bindegewebe vorkommende Zellen) gelangen. Auf den Regelkreis, der für die TSH-Ausschüttung zuständig ist, hat es jedoch keinen Einfluss. Dies ist für Schilddrüsenkrebspatienten sehr wichtig, da ja der TSH-Wert unterdrückt bleiben soll.

!

L-Carnitin kommt hauptsächlich in rotem Fleisch vor, aber kaum in Pflanzenkost.

!

L-Carnitin ist vermutlich ein Gegenspieler der Schilddrüsenhormone.

Für Schilddrüsenkrebspatienten, die unter Überfunktionssymptomen leiden, scheint die ergänzende Gabe von 2 Gramm L-Carnitin pro Tag hilfreich zu sein. Dies insbesondere, da L-Carnitin bislang keine negativen, sondern eher positive Wirkungen hat, vor allem, wenn man Probleme mit dem Herzen hat. Allerdings weiß man bislang nicht, wie sich bei Gesunden die Gabe von L-Carnitin auf den Schilddrüsenstoffwechsel auf Dauer auswirkt.

Am besten bitten Sie Ihren Arzt festzustellen, ob ein L-Carnitin-Mangel besteht. Ist das der Fall, so wird das nicht unbedingt billige L-Carnitin auch von der Kasse bezahlt. Um unerwünschte Beimischungen zu verhindern, ist es sowieso besser, sich das Präparat in der Apotheke zu besorgen.

Omega-3-Fettsäuren: Ganz besonders wertvoll

Omega-3-Fettsäuren wirken entzündungshemmend.

Omega-3-Fettsäuren wirken entzündungshemmend und sie dämpfen Autoimmunprozesse. Beides macht sie gerade für Patienten mit Morbus Basedow und Schilddrüsenentzündungen wie Hashimoto-Thyreoiditis besonders wichtig. Da einige Seefischsorten zusätzlich zu den Omega-3-Fettsäuren auch hohe Jodgehalte aufweisen, kann man beide Vorteile miteinander verknüpfen.

Die Fettsäuren finden sich in Fisch und linolensäurehaltigen Ölen.

Anhand der folgenden Tabelle sehen Sie, dass Omega-3-Fettsäurenkonzentrationen (EPA und Alpha-Linolensäure) hauptsächlich in Seefisch und Meeresfrüchten besonders reichlich vorkommen. Linolensäurereiche Öle wie Lein-, Walnuss- und Rapsöl sind ebenfalls gute Lieferanten der wertvollen Fettsäuren.

Im letzten Kapitel finden Sie ein paar ausgewählte Rezepte mit Seefisch und Meeresfrüchten, die Sie zu einer schilddrüsenfreundlichen Ernährung verführen und Anregungen für die schmackhafte Fischküche geben sollen.

Omega-3-Fettsäurengehalt von Fischen und Meerestieren

LEBENSMITTEL	EIKOSAPENTAENSÄURE (= EPA) (mg/100 g LEBENSMITTEL)	ALPHA-LINOLEN-SÄURE (g/100 g LEBENSMITTEL)
Lachsöl-Konzentrat	33.000	
Lebertran	20.000	
Hering (Atlantik)	2040	0,1
Bismarckhering	1830	0,1
Salzhering	1760	0,1
Wildlachs	1400	
Thunfisch	1380	0,2
Sardinen in Öl	1200	0,2
Makrele (geräuchert)	1020	0,2
Zuchtlachs	750	0,4
Hering (Ostsee)	740	0,2
Makrele	630	0,3
Sardine	580	–
Schwarzer Heilbutt, geräuchert	450	0,1
Hummer	350	0,1
Kabeljau	300	
Aal	260	0,7
Rotbarsch (Goldbarsch)	260	0,1
Scholle	250	–
Schwarzer Heilbutt	250	–
Seehecht (Europa)	240	–
Garnele	210	–
Karpfen	190	0,2
Forelle	140	–
Weißer Heilbutt	140	–
Schellfisch	65	4

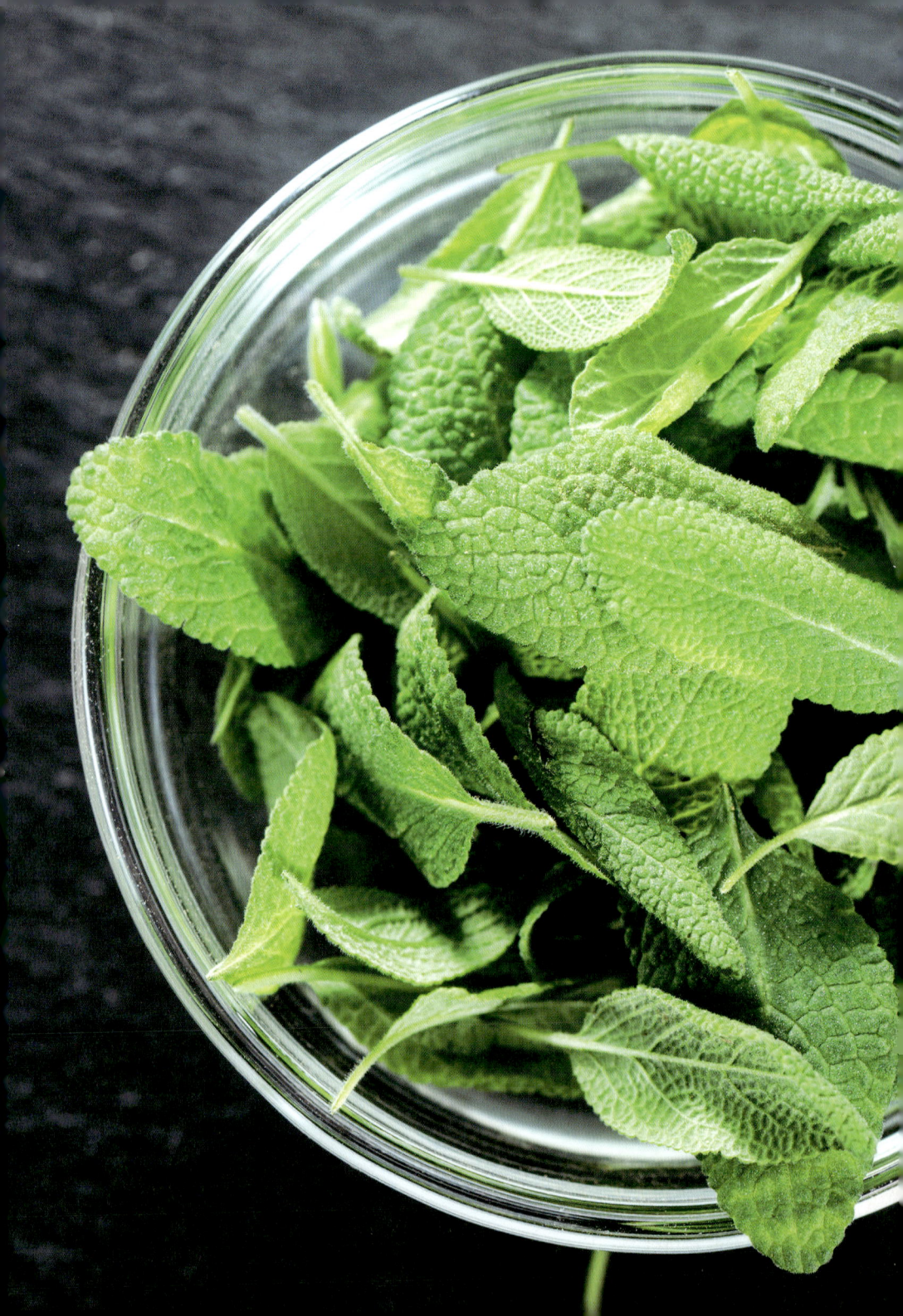

WAS SONST NOCH SANFT UND NATÜRLICH HILFT

Vielleicht leiden Sie an einer Schilddrüsenkrankheit und möchten die medizinische Therapie mit natürlichen Methoden effektiv unterstützen. Oder Sie möchten leichtere Schilddrüsenprobleme mithilfe sanfter Therapien (und einer entsprechenden Ernährung) selbst in den Griff bekommen. Hier stelle ich Ihnen die diversen Möglichkeiten der Selbsthilfe vor.

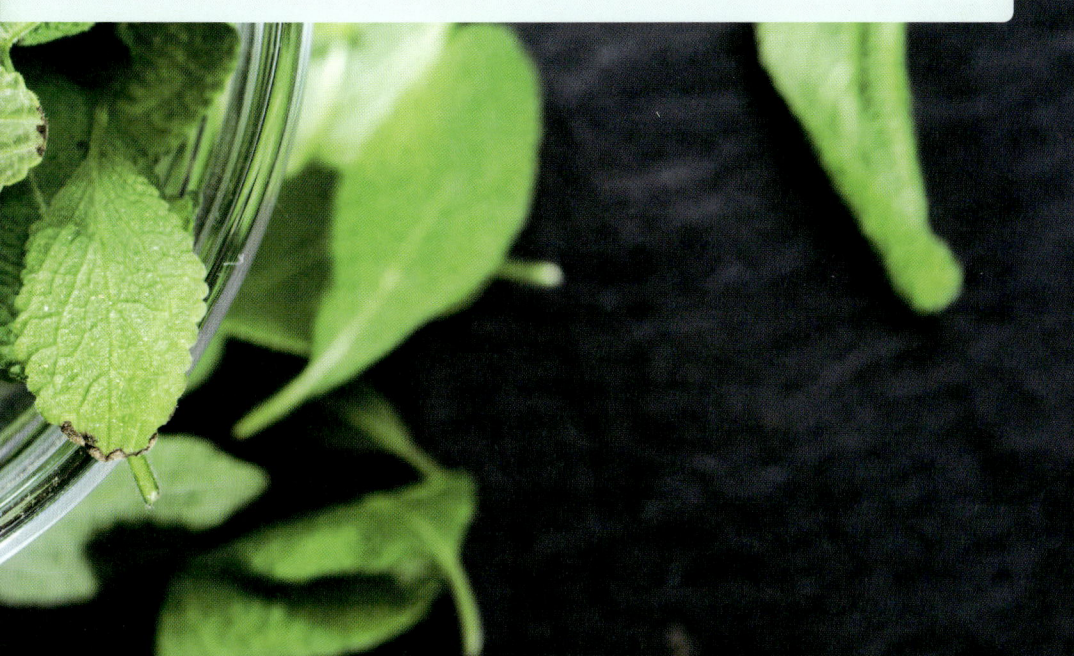

Heilkräuter bei leichter Schilddrüsenüberfunktion

Weisen bei Ihnen die Laborbefunde noch nicht wirklich auf einen krankhaften Prozess hin, entsprechen die Symptome also einer leichten Schilddrüsenüberfunktion, stehen Ihnen mit dem Wolfstrappkraut und Herzgespannkraut zwei Heilkräuter zur symptomatischen Therapie zur Verfügung, die in der Erfahrungsheilkunde einen hohen Stellenwert besitzen. Es lohnt sich, sie einmal auszuprobieren!

Wolfstrappkraut

Das Wolfstrappkraut (lat. Lycopus europaeus) gehört zur Familie der Lippenblütler (Lamiaceae) und kommt in Mittel-, Süd- und Osteuropa vor. Es wirkt ähnlich wie die chemisch hergestellten Thyreostatika (Schilddrüsenblocker). Es hat jedoch Studien zufolge bei der richtigen Dosierung keine unerwünschten Nebenwirkungen und kann bei milden Formen der Schilddrüsenüberfunktion eingesetzt werden. Es gibt verschiedene Hersteller, die das apothekenpflichtige pflanzliche Schilddrüsenmittel herstellen.

> **!**
>
> In Studien berichtete kein Patient von Nebenwirkungen.

Wolfstrappkraut hilft dann auch bei Beschwerden wie Unruhe, Nervosität, Herzjagen, Schlaf- und Kreislaufstörungen, Konzentrations- und Leistungsverringerung sowie bei Kopfschmerzen. Dafür liegen Studienergebnisse vor.

Empfohlen wird eine mittlere Tagesdosis von 1 bis 2 Gramm Heilkraut für Teeaufgüsse und wässrig-alkoholische Auszüge entsprechend 20 mg Heilkraut. Es gibt auch Fertigarzneimittel in der Apotheke (thyreo-loges®, PZN: 06643495). Prof. Dr. Heinz Schilcher und Koautoren berichten von einer Studie an 43 Patienten, die drei Wochen lang thyreo-loges® erhielten. Bei den Probanden mit leichter Überfunktion beobachtete man eine Besserung des Globusgefühls, bei Patienten mit latenter Überfunktion eine Reduktion der Herzbeschwerden.

Da die Hormonbildung der Schilddrüse von Fall zu Fall verschieden ist, muss jeder selbst testen, ob die empfohlene Dosierung ausreicht oder ob man eventuell mehr verwenden muss. Auch Lebensalter und Körpergewicht muss man berücksichtigen.

Zur Verbesserung der Herzbeschwerden kann eine Kombination mit Herzgespannkraut (siehe unten) sinnvoll sein. Hier gibt es ebenfalls Fertigprodukte.

Möglicherweise kann Wolfstrappkraut in den Stoffwechsel anderer Hormone wie Gonadotropin und Prolaktin eingreifen. Bei einer Langzeittherapie kann es in sehr seltenen Fällen zu Vergrößerungen der Schilddrüse kommen. Setzt man das Präparat plötzlich ab, können sich die Beschwerden verstärken.

Fazit: Das Heilkraut ist aufgrund der nicht vorhandenen Nebenwirkungen bei einer leichten Schilddrüsenüberfunktion ideal. Dennoch sollten Sie vor der Einnahme einen Arzt fragen.

!

Fragen Sie Ihren Arzt, bevor Sie ein Mittel mit Wolfstrappkraut einnehmen.

Herzgespannkraut

Herzgespannkraut (lat. Leonurus cardiaca) hilft bei Herzbeschwerden, die durch eine Schilddrüsenüberfunktion bedingt sind. Seine Anwendung beruht auf Erfahrung. Man setzte das Kraut bereits im Mittelalter gegen nervöse Herzbeschwerden ein. Am besten nutzen Sie es begleitend zu konventionellen Medikamenten.

Dafür benötigt man eine mittlere Tagesdosis von 4,5 Gramm Heilkraut. Fertigarzneimittel gibt es nicht.

!

Herzgespannkraut hilft bei Herzbeschwerden.

Teezubereitung Einen Teelöffel des fein geschnittenen Herzgespannkrauts mit einer Tasse kochendem Wasser übergießen. Etwa 5 Minuten ziehen lassen, absieben und zweimal täglich eine Tasse trinken.

Sinnvoll ist auch eine Kombination mit Weißdornbeeren, Johanniskraut und kreislaufanregenden Kräutern wie Rosmarinblättern und grünem Matetee. Diese Mischung gibt es als Herz-Kreislauf-Tee fertig zu kaufen. Davon trinkt man morgens und nachmittags zwei Tassen.

!

Herz-Kreislauf-Tee mit Herzgespannkraut gibt es fertig zu kaufen.

Salbei gegen das Schwitzen

Eine Schilddrüsenüberfunktion hat oft verstärktes Schwitzen zur Folge. Bis die konventionellen Medikamente wirken, lindert Salbei die Beschwerden. Das Heilkraut enthält Gerbstoffe, die die Schweißbildung herabsetzen.

Teezubereitung   80 Gramm Salbei mit je 10 Gramm Ackerschachtelhalm und Baldrianwurzeln mischen, davon 1 Esslöffel in eine Tasse geben und mit kochendem Wasser aufgießen. 10 Minuten ziehen lassen.

Gegenanzeigen   Während einer Schwangerschaft und/oder dem Stillen müssen Sie auf dieses Kraut verzichten, da mögliche Wirkungen auf das Ungeborene nicht bekannt sind und Salbei die Milchbildung reduziert.

Salbei hilft bei verstärktem Schwitzen.

Auch Schafgarbenbäder können gegen die Schweißausbrüche helfen. Auf Koffein sollten Sie dann verzichten.

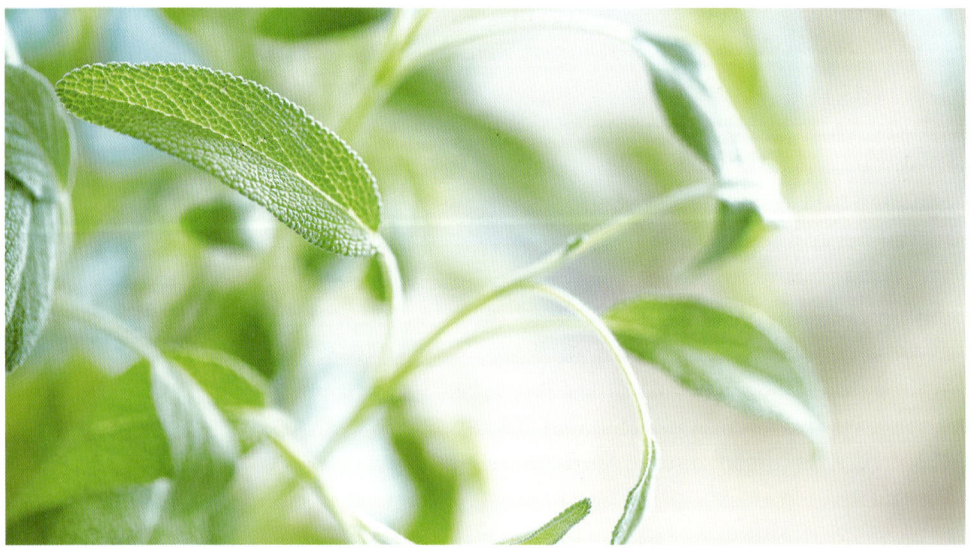

Heilkräuter für einen Schilddrüsentee
Bei verschiedenen Beschwerden mit der Schilddrüse haben sich
folgende Heiltees bewährt:
Natürliches Jod: Blasentang, Isländisches Moos
Schilddrüse beruhigend: Wolfstrapp, Lavendel, Baldrian, Hopfen,
Weinraute
Herz-Kreislauf beruhigend: Herzgespann, Salbei, Galgant, Weißdorn,
Mistel, Bärlauch, Melisse
Bei Schlafstörungen: Hafer, Hopfen, Maisbart, Passionsblume,
Ackersalatblüten, Melisse, Baldrian

Möhren

Aus der Erfahrungsheilkunde ist bekannt, dass auch Möhren bei
einer Überfunktion der Schilddrüse und der Basedowkrankheit
helfen.

Gemmotherapie bei Schilddrüsenunterfunktion

„Gemma" ist lateinisch und bedeutet „Knospe". Die Gemmotherapie ist eine Methode, bei der Heilmittel aus frischen Pflanzen-
teilen wie Knospen, jungen Triebsprossen und Wurzelspitzen verwendet werden. In diesem sogenannten Embryonalgewebe sollen die Lebens- und Wachstumskräfte einer Pflanze am höchsten
sein. Die Therapie mit diesem Pflanzengewebe soll helfen, indem
sie die Vitalisierungs- und Regenerationskräfte unterstützt.

Bei uns kennt man diese Therapie kaum. Die sogenannten
„Knospenkräfte" entdeckte der belgische Arzt Dr. Henry Pol,
dessen Therapie vor 50 Jahren in Frankreich aufgenommen
wurde. Sie hat sogar Eingang in die „Pharmacopee Française", das
französische Arzneibuch, gefunden. In Frankreich ist sie recht bekannt und die Knospenmittel werden viel verwendet. Bei uns
gibt es nur ein Buch des Tierarztes Dr. Hans Martin Steingassner,
der die Gemmomazerate erfolgreich in seiner Tierpraxis einsetzt.

!
„Gemma" ist
lateinisch und
bedeutet „Knospe".

!
Die Knospenmittel
eignen sich gut zur
Selbstbehandlung.

Die Gemmotherapie soll auf wissenschaftlichen Grundlagen basieren und man benötigt zu ihrer Anwendung eine Ausbildung. Alle Knospenmittel sind dennoch auch zur Selbstanwendung sehr gut geeignet, vor allem, wenn man sie begleitend zu anderen therapeutischen Maßnahmen einsetzt. Sie können sie über Apotheken beziehen. Die Mittel werden hergestellt, indem frische Pflanzenknospen, Triebsprossen und Wurzelspitzen in Glyzerin zerkleinert und darin einige Zeit eingeweicht werden. Anschließend stellt man einen Auszug der pflanzlichen Inhaltsstoffe her und trennt die Flüssigkeit mit den gewonnenen Inhaltsstoffen ab.

> **!**
>
> Moorbirkentropfen regen die Schilddrüse an.

Der Heilpraktiker und Gesundheitspädagoge René Gräber empfiehlt die Knospen (Kätzchen) der Moorbirke als Naturheilmittel bei Schilddrüsenunterfunktion. Die Moorbirke (lat. Betula pubescens) balanciert ein aus der Norm geratenes Immunprogramm aus, wirkt antidepressiv und hilft bei dadurch bedingten Müdigkeitszuständen.

Man nimmt ein- bis zweimal täglich vor den Mahlzeiten 20 bis 60 Tropfen mit etwas Wasser ein.

Neuraltherapie bei Schilddrüsenunterfunktion

> **!**
>
> Im Rahmen der Neuraltherapie werden mögliche Störfelder im Körper gesucht.

Bei der Neuraltherapie werden örtlich wirksame Betäubungsmittel (z. B. Procain, Lidocain) gespritzt, um Störfelder im Körper zu suchen, Erkrankungen aufzuspüren, Schmerzen zu lindern und Krankheiten zu heilen.

Entdeckt wurde die Methode infolge eines ärztlichen Kunstfehlers: Der Arzt Ferdinand Huneke (1891 bis 1966) spritzte seiner von Migräne geplagten Schwester ein Betäubungsmittel versehentlich in eine Vene statt in einen Muskel. Zur Überraschung des Arztes verschwanden daraufhin die Kopfschmerzen in Sekundenschnelle! Der Arzt und sein Bruder führten die Wirkung nicht allein auf das Betäubungsmittel zurück, sondern auf eine Wirkung der Substanz auf das vegetative Nervensystem.

Ein anderes Mal spritzte Huneke einer Patientin Betäubungsmittel rund um eine Unterschenkelwunde. Daraufhin verschwand der Schmerz an der Schulter der gegenüberliegenden Körperhälfte. Der Arzt nannte dies „Sekundenphänomen". Damit wurde die neue Therapieform begründet, in deren Rahmen man Beschwerden durch Injektionen in einer Körperregion behandelt, die von der eigentlichen Erkrankung entfernt liegt.

Ein Teil der Effekte ist in die Schulmedizin, konkret in die Schmerzbehandlung, eingegangen. Dort bezeichnet man sie auch als therapeutische Lokalanästhesie oder Infiltrationstherapie. Durchgeführt wird die Therapie von Allgemeinärzten und Orthopäden, in Kurkliniken und auch von Heilpraktikern.

Zur Behandlung einer Schilddrüsenunterfunktion wird ein lokales Schmerzmittel direkt in die Schilddrüse gespritzt. Direkt im Anschluss kommt es zu einer Erweiterung der Gefäße und einer stärkeren Durchblutung. Dadurch sollen sich Blockaden lösen und die Funktion der Schilddrüse reguliert werden. Da Nebenwirkungen auftreten können, sollte die Neuraltherapie nur durch einen sehr erfahrenen, gut ausgebildeten Arzt oder Heilpraktiker durchgeführt werden. Die Erfahrung zeigt, dass die neuraltherapeutische Injektion an den Schilddrüsenpolen bei Schilddrüsenunterfunktion oft eine gute Wirkung zeigt.

> **!**
> Durch die Injektion wird die Schilddrüse stärker durchblutet, Blockaden lösen sich.

Auf der Webseite des Dachverbands „Internationale Medizinische Gesellschaft für Neuraltherapie nach Huneke – Regulationstherapie e. V." – www.neuraltherapie-online.de – erhalten Sie weitere Informationen und können nach Therapeuten suchen.

Magnetfeldtherapie bei Schilddrüsenunterfunktion

Vielleicht geht es Ihnen so wie mir und Sie denken: „Himmlisch, so eine Überfunktion der Schilddrüse: Man kann essen, so viel man will, und nimmt sogar noch ab!" Nun, solch einen Gedanken verwerfen Sie am besten gleich wieder, denn eine Überfunk-

> **!**
> Nein, eine Überfunktion hilft nicht beim Abnehmen!

tion der Schilddrüse ist nun einmal eine Krankheit – und die hat bekannterweise nicht nur positive Auswirkungen.

Aus der Praxis wissen wir, dass viele übergewichtige Menschen eine Unterfunktion der Schilddrüse aufweisen. In umfangreichen Studien konnte z. B. an über 4000 Probanden der Zusammenhang zwischen einer Unterfunktion der Schilddrüse und Übergewicht eindrucksvoll dargestellt werden. Da liegt die Idee nahe, die Schilddrüse durch Stimulation wieder in eine normale Funktion zu bringen und durch den damit erhöhten Stoffwechsel das Gewicht zu reduzieren.

Hier kommt nun die Magnetfeldtherapie ins Spiel. Bei dieser alternativen Behandlungsmethode werden Patienten einem Magnetfeld ausgesetzt, das die Körperzellen beeinflusst. Durch Anregung der Zellfunktion arbeiten die Zellen besser und der Stoffwechsel wird stimuliert.

Man untersuchte, ob man mit der Magnetfeldtherapie die Schilddrüse stimulieren und dadurch – ohne Sport und Verzicht – abnehmen kann. Und was soll ich sagen: Es funktioniert! Als man die Schilddrüse von Versuchsteilnehmern täglich mit pulsierenden elektromagnetischen Feldern (PEMF) stimulierte, nahmen sie tatsächlich ab. Die Studie ist zuverlässig und dauerte vom 1. Oktober 2012 bis zum 31. Januar 2013. Die Anzahl der Teilnehmer war allerdings nicht besonders hoch: 33 gesunde, übergewichtige Patienten im Alter zwischen 25 bis 65 Jahren mit unauffälliger Schilddrüse. Dafür wurde das Magnetfeldtherapiegerät „Thyreogym" der gleichnamigen Thyreogym GmbH verwendet. Es wird wie eine Manschette um den Hals gelegt und ein Magnetfeld mit konstanter Frequenz erzeugt. Das Therapiegerät wird bis zu dreimal täglich für jeweils 30 Minuten umgelegt.

Die Versuchsteilnehmer wurden für die Dauer des Untersuchungszeitraums aufgefordert, ihre Lebens- und Essgewohnheiten beizubehalten. Man ließ sie das Therapiegerät täglich 30 Mi-

> **!**
>
> Studien belegen: Durch Magnetfeldtherapie wird die Schilddrüse aktiviert – und man nimmt ab!

> **!**
>
> Thyreogym aktiviert die Schilddrüse sanft und moderat.

nuten umbinden und in der Tat nahmen sie ab! Allerdings nicht besonders viel: Nach acht Wochen waren es im Durchschnitt 2 Kilogramm, während die Vergleichsgruppe, die ein Placebo-Gerät (ohne Wirkung) einsetzte, im Mittel sogar 0,9 Kilogramm zunahm. Das heißt: Der Gruppenunterschied von 2,9 Kilogramm ist deutlich. Auch das Körperfett nahm bei der Thyreogym-Gruppe um 1,5 Kilogramm ab.

Tatsächlich reagiert die Schilddrüse bereits auf niederfrequente elektromagnetische Felder sehr empfindlich. Studien zeigten, dass auch eine längerfristige Exposition gegenüber magnetischen Feldern keinen Einfluss auf die hormonabgebenden Funktionen der Schilddrüse hat und das Risiko von Schilddrüsenerkrankungen nicht erhöht ist. Bereits 2009 wurde im Rahmen einer Untersuchung an 13 übergewichtigen Patienten mit geringfügig ausgeprägter Schilddrüsenunterfunktion Thyreogym einmal täglich über einen Zeitraum von vier Wochen angewendet. Es konnte eine deutliche Veränderung der TSH-, fT3- und fT4-Konzentrationen beobachtet werden, die für eine Aktivierung der Schilddrüse charakteristisch sind.

Offensichtlich bewirkt die Anwendung des Thyreogyms eine sanfte, moderate Aktivierung der Schilddrüse. Ein großer Vorteil dabei: Die typischen Nebenwirkungen einer medikamentösen Schilddrüsenaktivierung wurden nicht beobachtet.

Die abschließende Bewertung der Studie: Der Einsatz von pulsierenden elektromagnetischen Feldern als Komplementärtherapie zur Stimulation der Schilddrüse ist geeignet, eine mäßige Gewichtsabnahme zu erzeugen, und dies ganz ohne Jo-Jo-Effekt.

Fazit: Bei einer leichten Schilddrüsenunterfunktion scheint der Einsatz von elektromagnetischen Feldern eine gute Alternative zur medikamentösen Behandlung zu sein – mit der positiven Nebenwirkung einer Gewichtsabnahme.

Homöopathie gegen Schilddrüsenbeschwerden

Schilddrüsenbeschwerden können auch homöopathisch behandelt werden. Je nach Ausprägung und Symptomen kommen vor allem folgende Mittel infrage:

- Ausgeprägte Schwellung, Hitzewallungen, die Beschwerden verbessern sich bei Kälte und verschlechtern sich bei Wärme: Apis mellifica
- Bei Nervosität und nervösen Verdauungsbeschwerden, die sich bei Wärme verschlechtern und bei Kälte verbessern: Argentum nitricum
- Abmagerung trotz Appetit, Herzklopfen: Arsenicum iodatum
- Heftiges Herzklopfen und Knoten (Arzt hinzuziehen!): Aurum
- Hitze und Pulsieren in der Schilddrüse, heißes und rotes Gesicht bei kalten Armen und Beinen, Bluthochdruck: Belladonna
- Harte Schilddrüse, Knoten, Nervosität, nächtliches Schwitzen, kalte Füße, Trägheit, Müdigkeit: Calcium carbonicum
- Frieren, Schwäche, Schilddrüsenvergrößerung: Conium
- Zunehmen, Verdauungsbeschwerden: Fucus vesiculosus
- Schwäche und Schläfrigkeit: Gelsemium
- Deutlicher Kropf und zahlreiche Knoten (Arzt hinzuziehen!): Graphites
- Engegefühl in der Schilddrüsengegend, heftiges Herzklopfen, schlimmer bei Hitze, Verbesserung beim Essen: Jodum
- Engegefühl im Hals, Schluckbeschwerden, Herzklopfen, schlechter bei Wärme: Lachesis
- Andauernder Hunger, knotige Vergrößerung der Schilddrüse (Arzt hinzuziehen!): Lycopodium
- Zittern am ganzen Körper, Herzklopfen, schlechter bei Hitze: Natrium muriaticum
- Leichte Vergrößerung der Schilddrüse, Frieren, kalter Schweiß bei Anstrengung, Engegefühl am Hals: Nux vomica
- Herzklopfen: Phosphorus

!

Bei starkem Herzklopfen, zahlreichen Knoten und andauerndem Hungergefühl ziehen Sie Ihren Arzt zu Rate.

Prof. Dr. Heinz Schilcher und Koautoren zufolge wirkte sich das homöopathische Kombipräparat thyreo-loges® comp. generell positiv auf Schilddrüsenbeschwerden aus. Es enthält Wolfstrappkraut und Badiaga (Süßwasserschwamm) in Tropfenform. Kein Patient berichtete von unerwünschten Nebenwirkungen.

Je nach Schilddrüsenproblem werden außerdem folgende homöopathischen Mittel empfohlen:

- Schilddrüsenunterfunktion: Argentum nitricum, Calcium carbonicum, Conium, Lycopodium, Nux vomica
- Hashimoto-Thyreoiditis: Apis mellifica, Aurum, Belladonna, Calcium carbonicum, Conium, Gelsemium, Graphites, Lycopodium, Phosphorus

> **!**
> Zwischen der Einnahme von homöopathischen Mitteln und einer Mahlzeit sollte mindestens ein halbe Stunde liegen.

Leider ist die Homöopathie bei Schilddrüsenproblemen und -krankheiten nicht zur Selbstbehandlung geeignet. Um das richtige Präparat zu finden, bedarf es zum Teil stundenlanger Gespräche beim Heilpraktiker. Nur so kann das richtige, individuelle Mittel zum jeweiligen Schilddrüsenproblem gefunden werden. Nach einem Gespräch müssen alle Fakten analysiert und aus Hunderten von Präparaten das richtige Mittel herausgesucht werden. Dafür sollten Sie einen erfahrenen Homöopathen konsultieren. Es ist auch nicht erforderlich, dass Sie Ihre konventionellen Präparate, z.B Hormone, absetzen. Ist das homöopathische Mittel gut gewählt, wirkt es trotz der bzw. ergänzend zu den konventionellen Medikamenten.

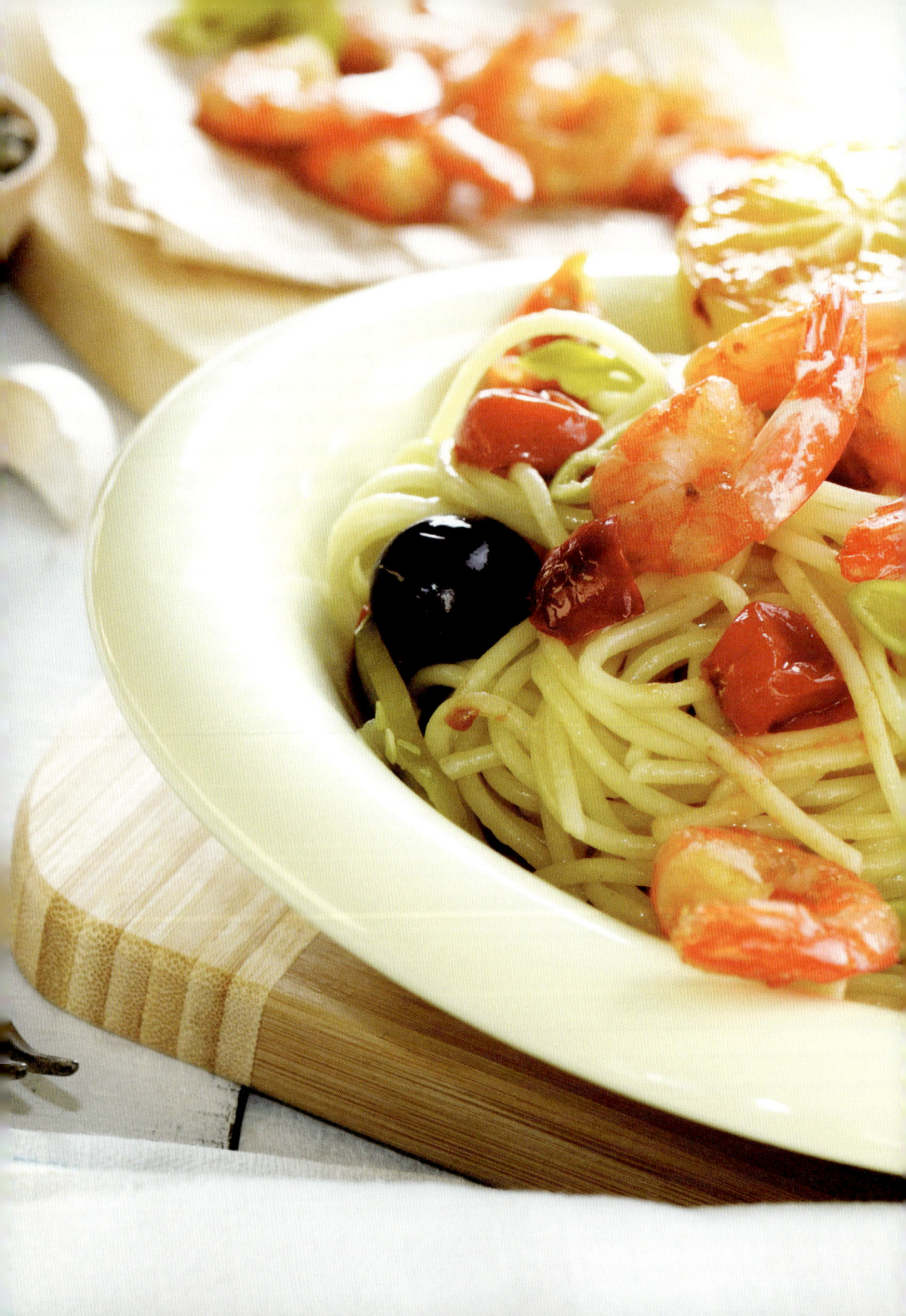

LECKERE REZEPTE FÜR DIE SCHILDDRÜSE

Hier habe ich für Sie ein paar ausgewählte Rezepte fast ausschließlich mit Seefisch oder Meeresfrüchten zusammengestellt – denn nur in diesen maritimen Lebensmitteln finden Sie üppige Mengen an Jod. Die leckeren Gerichte sollen Ihnen als Anregung dienen und Appetit auf eine Kost machen, die auch Ihrer Schilddrüse schmeckt!

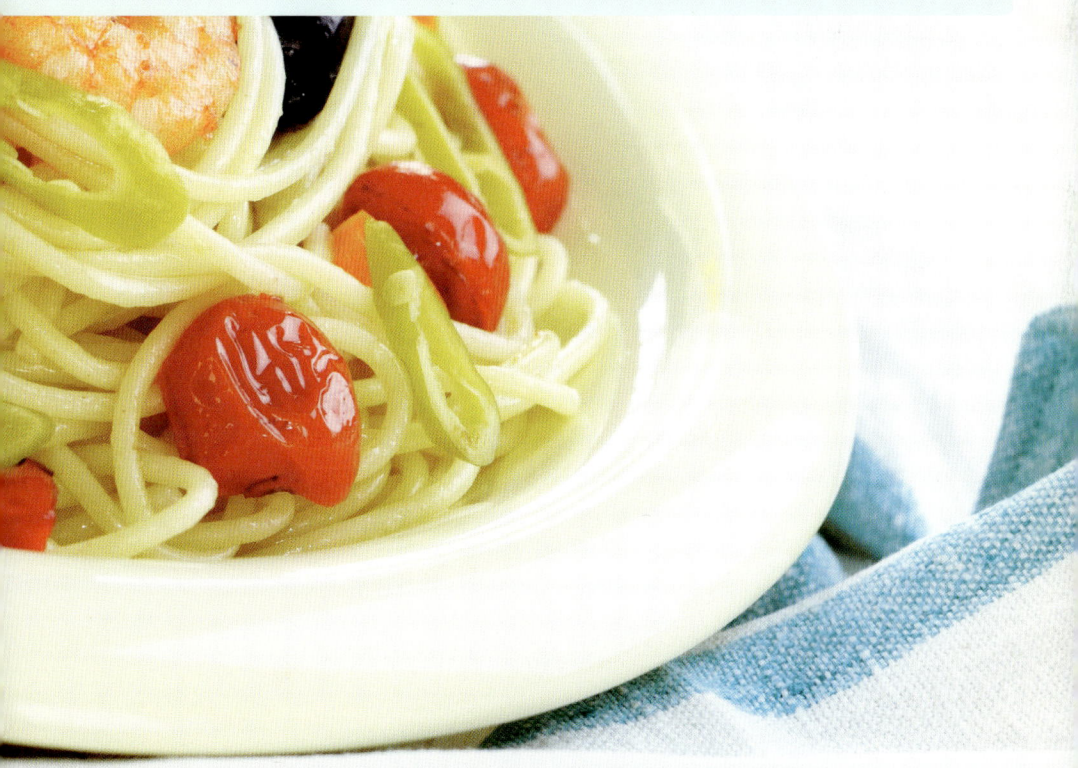

Brokkolicremesuppe mit Räucherlachs

gelingt leicht

Zubereitungszeit: 40 Minuten	
Eine Portion enthält:	
231 kcal/966 kJ	18 g Kohlenhydrate
17 g Eiweiß	6 g Ballaststoffe
10 g Fett	42 µg Jod

Zutaten für 1 Portion

100 g Brokkoli, frisch oder tiefgekühlt

1 kleine Kartoffel

½ kleine Zwiebel

1 TL Sonnenblumenöl

4 EL Milch, 3,5 % Fett

¼ TL Jodsalz

¼ TL Pfeffer

50 g geräucherter Lachs

Schnittlauch

Zubereitung

1 Den Brokkoli waschen, putzen und in kleine Stücke zerteilen; tiefgeforenen Brokkoli auftauen lassen. Die Kartoffel waschen, schälen und in Würfel schneiden. Die Zwiebel schälen und in feine Würfel schneiden.

2 Das Öl in einem Topf erhitzen und die Zwiebelwürfel darin andünsten, Brokkoli und die Kartoffelwürfel dazugeben. Das Gemüse kurz andünsten und mit der Milch aufgießen. Weich kochen und mit einem Pürierstab zerkleinern. Mit den Gewürzen abschmecken.

3 Den Lachs in schmale Streifen und den Schnittlauch in feine Röllchen schneiden. Beides über die Suppe streuen und servieren.

TIPPS & HINWEISE

Statt Räucherlachs können Sie die ebenfalls jodreiche Makrele als Suppeneinlage verwenden.

Ananas-Krabbensalat

geht schnell

Zubereitungszeit: 20 Minuten	
Eine Portion enthält:	
172 kcal/719 kJ	10 g Kohlenhydrate
17 g Eiweiß	1 g Ballaststoffe
7 g Fett	107 µg Jod

Zutaten für 1 Portion

80 g Krabben, tiefgefroren oder aus dem Glas

50 g Ananas, frisch oder aus der Dose

½ kleine blaue Zwiebel

1 EL Orangensaft

1 TL Weißweinessig

1 TL Weizenkeimöl

¼ TL Jodsalz

¼ TL Pfeffer

2 Blätter Kopfsalat

Zubereitung

1 Die Krabben auftauen lassen oder abtropfen lassen.

2 Die Ananas in kleine Stücke schneiden. Die Zwiebel schälen und in kleine Stücke schneiden.

3 Aus dem Orangensaft, Essig und Öl eine Salatsauce herstellen, mit den Gewürzen abschmecken. Die Sauce über die Salatzutaten gießen und gut vermengen.

4 Die Salatblätter auf einem Teller anrichten, den Salat daraufgeben und servieren.

Gebackener Camembert

geht schnell

Zubereitungszeit: 20 Minuten	
Eine Portion enthält:	
719 kcal/3005 kJ	60 g Kohlenhydrate
38 g Eiweiß	4 g Ballaststoffe
37 g Fett	31 µg Jod

Zutaten für 1 Portion

½ kleines Ei

1 kleiner Camembert, 30 % Fett i. Tr. (125 g)

2 EL Paniermehl

1 EL Sonnenblumenöl

2 EL Preiselbeermarmelade

2 Scheiben Vollkorntoastbrot

Zubereitung

1 Das Ei mit einer Gabel verquirlen. Den Camembert zuerst in dem verquirlten Ei, dann in dem Paniermehl wenden.

2 Das Öl in einer beschichteten Pfanne erhitzen und den panierten Käse darin bei geringer Hitze backen. Der Käse beginnt sich zu wölben, wenn er fertig ist.

3 Die Toastscheiben goldgelb toasten und zusammen mit dem gebackenen Camembert und der Preiselbeermarmelade servieren.

Bandnudeln mit Garnelen-Tomatensauce

braucht etwas Zeit

Zubereitungszeit: 40 Minuten

Eine Portion enthält:

525 kcal/2195 kJ	65 g Kohlenhydrate
34 g Eiweiß	12 g Ballaststoffe
11 g Fett	140 µg Jod

Zutaten für 1 Portion

100 g Vollkornnudeln

1 Prise fluoridiertes Jodsalz

100 g Garnelen, frisch oder tiefgekühlt

1 kleine Tomate

½ kleine Zwiebel

½ kleine Knoblauchzehe

1 TL Olivenöl

2 EL trockener Weißwein

¼ TL Jodsalz

¼ TL Pfeffer

1 TL gehackte Petersilie

Zubereitung

1 Die Nudeln in reichlich Salzwasser al dente kochen.

2 In der Zwischenzeit Garnelen waschen und bis auf den Schwanz aus der Schale lösen, tiefgekühlte Garnelen auftauen lassen.

3 Die Tomate waschen, halbieren, den Stängelansatz herausschneiden und das Fruchtfleisch würfeln. Die Zwiebel und die Knoblauchzehe schälen und fein würfeln. Das Öl in einem Topf erhitzen und die Zwiebel- und Knoblauchwürfel darin goldgelb andünsten. Die Garnelen dazugeben und rundherum kurz anbraten. Die Tomaten dazugeben und den Wein angießen, mit Salz, Pfeffer und Petersilie würzen.

4 Die Nudeln gut abgetropft unter die Sauce mischen und sofort servieren.

Paella

etwas teurer

Zubereitungszeit: 60 Minuten	
Eine Portion enthält:	
486 kcal/2031 kJ	62 g Kohlenhydrate
39 g Eiweiß	8 g Ballaststoffe
9 g Fett	200 µg Jod

Zutaten für 1 Portion

3 Riesengarnelen, tiefgekühlt

3 EL Krabben, tiefgekühlt

50 g Kabeljaufilet, frisch oder tiefgekühlt

1 TL Zitronensaft

50 g Muscheln, aus dem Glas

2 EL Erbsen, tiefgekühlt

2 EL Bohnen, tiefgekühlt

1 Stück Zucchini

¼ rote Paprikaschote

½ kleine Zwiebel

½ kleine Knoblauchzehe

1 TL Olivenöl

60 g Vollkornreis

150 ml Gemüsebrühe

½ TL Kurkuma oder Safran

½ TL Thymian

½ TL Rosmarin

½ TL Pfeffer

¼ TL Jodsalz

Zubereitung

1 Die Garnelen, die Krabben und das Kabeljaufilet auftauen lassen. Danach mit dem Zitronensaft beträufeln. Die Muscheln abtropfen lassen.

2 Erbsen und Bohnen ebenfalls auftauen lassen. Die Zucchini und die Paprikaschote waschen, putzen und in Würfel schneiden. Die Zwiebel und die Knoblauchzehe schälen und in kleine Würfel schneiden.

3 Das Öl in einem Topf erhitzen und die Zwiebel- und Knoblauchwürfel darin andünsten. Den Reis dazugeben und kurz mitdünsten lassen. Mit der Gemüsebrühe aufgießen und 30–40 Minuten köcheln lassen, bei Bedarf noch Wasser dazugeben. 15 Minuten vor Ende der Garzeit die Erbsen und die Bohnen zum Reis geben und mitgaren.

4 Die Paella mit den Gewürzen abschmecken und 10 Minuten vor Ende der Garzeit die restlichen Zutaten zugeben.

Überbackener Rotbarsch
für Gäste

Zubereitungszeit: 1 Stunde	
Eine Portion enthält:	
319 kcal/1333 kJ	4 g Kohlenhydrate
40 g Eiweiß	7 g Ballaststoffe
15 g Fett	156 µg Jod

Zutaten für 1 Portion

150 g Rotbarschfilet, frisch oder tiefgefroren

150 g Blattspinat, frisch oder tiefgefroren

100 g Champignons, frisch oder tiefgefroren

½ kleine Zwiebel

½ kleine Knoblauchzehe

1 TL Olivenöl

2 EL saure Sahne

¼ Tl Jodsalz

½ TL Pfeffer

Zubereitung

1 Das Rotbarschfilet mit Zitronensaft beträufeln und einige Minuten ziehen lassen.

Den Spinat verlesen und waschen, tiefgefrorenen Spinat auftauen lassen. Die Pilze putzen, waschen und in feine Scheiben schneiden, tiefgefrorene Pilze auftauen lassen. Die Zwiebel und die Knoblauchzehe schälen und fein hacken.

2 Den Backofen vorheizen (Ober- und Unterhitze 200 °C, Umluft 200 °C, Gas Stufe 3).

3 Das Fischfilet in etwas Gemüsebrühe 5 Minuten köcheln lassen.

4 Das Öl in einem Topf erhitzen und die Zwiebel- und Knoblauchwürfel darin goldgelb andünsten. Die Champignonscheiben dazugeben und kurz mitdünsten lassen, danach die Spinatblätter dazugeben und einige Zeit mitdünsten lassen. Bei Bedarf mit der Fischbrühe aufgießen. Mit den Gewürzen abschmecken.

5 Den Fisch in eine Auflaufform geben, mit der Spinat-Pilzmasse übergießen, die saure Sahne glatt rühren, über die Spinat-Pilzmasse gießen und 10–15 Minuten im Backofen überbacken.

Rote Fischpfanne
gelingt leicht

Zubereitungszeit: 35 Minuten

Eine Portion enthält:

214 kcal/895 kJ	9 g Kohlenhydrate
29 g Eiweiß	3 g Ballaststoffe
7 g Fett	179 µg Jod

Zutaten für 1 Portion

130 g Kabeljaufilet, frisch oder tiefgekühlt

1 TL Zitronensaft

¼ TL Jodsalz

2 kleine Tomaten

1 EL passierte Tomaten, aus der Dose

½ kleine Zwiebel

½ kleine Knoblauchzehe

1 TL Olivenöl

¼ TL fluoridiertes Jodsalz

¼ TL Pfeffer

¼ TL Oregano

¼ TL Majoran

¼ TL Basilikum

TIPPS & HINWEISE

Servieren Sie zur Fischpfanne einen grünen Kartoffel-Brokkoli-Brei. Rechnen Sie pro Portion 200 g Kartoffeln und 100 g Brokkoli. Beide Gemüse garen, zerkleinern und mit fluoridiertem Jodsalz, Pfeffer und Muskatnuss abschmecken.

Zubereitung

1 Das frische Fischfilet mit dem Zitronensaft beträufeln und mit dem Salz bestreuen, 5 Minuten ziehen lassen. Den gefrorenen Fisch auftauen lassen und danach mit dem Zitronensaft und dem Salz behandeln.

2 Die frischen Tomaten waschen, halbieren, den Stängelansatz entfernen und das Fruchtfleisch in kleine Würfel schneiden.

3 Die Zwiebel und die Knoblauchzehe schälen und fein hacken. Das Öl in einer beschichteten Pfanne erhitzen und die Zwiebel- und Knoblauchwürfel darin goldgelb andünsten, die frischen Tomaten und die passierten Tomaten dazugeben und mitdünsten.

4 Mit den Gewürzen abschmecken, den Fisch in grobe Würfel schneiden und in die Tomatensauce legen, abgedeckt bei mittlerer Hitze 5–8 Minuten köcheln lassen. Gleich servieren.

ANHANG

Lexikon

Amiodaron: Medikament gegen Herz-rhythmusstörungen. Enthält hohe Jodmengen, daher kann die Einnahme des Medikaments bei bestimmten Schild-drüsenerkrankungen zu Problemen führen. Vor dem Einsatz ist in jedem Fall eine Schilddrüsenuntersuchung erforder-lich.

Anamnese: Krankheitsvorgeschichte

Biopsie: Entnahme einer Gewebeprobe aus einem Organ am lebenden Patienten

Enzyme: Eiweißverbindungen, die dafür sorgen, dass die biochemischen Prozesse in Lebewesen in die für den jeweiligen Organismus vorteilhafte Richtung laufen

Fokal: Ganz bestimmte, abgegrenzte Stellen betreffend

f T3: Freie, nicht an Eiweiß gebundene Form des Hormons Trijodthyronin in der Blutflüssigkeit (Serum)

f T4: Freie, nicht an Eiweiß gebundene Form des Hormons Thyroxin im Serum

hCG: Abkürzung für „Humanes Chorion-gonadotropin" – das Schwangerschafts-hormon. Es kann zu Beginn der Schwan-gerschaft die Schilddrüse anregen (wie TSH) und zu einer leichten Überfunktion führen.

Morbus: Lat. „Krankheit", wird oft als Beiname für bestimmte Krankheiten verwendet, z. B. Morbus Basedow

PZN: Pharmazentralnummer. Die PZN ist ein in Deutschland bundeseinheitlicher Identifikationsschlüssel für Arzneien und andere Apothekenprodukte. Es handelt sich um eine achtstellige Nummer (7 Ziffern + Prüfziffer) mit vorangestell-tem Minus-Zeichen, die Arzneimittel nach Bezeichnung, Darreichungsform, Wirkstoffstärke und Packungsgröße kennzeichnet. Man findet sie als Zahl mit vorangestelltem „PZN" auf jeder Arznei-mittelpackung aufgedruckt.

Radiojodtherapie: Diese Therapie setzt man bei vergrößerter Schilddrüse, heißen Knoten, einem Rückfall bei der Basedow-krankheit oder bei Schilddrüsenkrebs ein. Jod 131 ist eine radioaktive Form des Jods, die vom Körper aufgenommen wird wie natürliches Nahrungsjod. Es wird bevorzugt von den Zellen aufgenommen, die übermäßig Schilddrüsenhormone produzieren (heiße Knoten), und diese Zellen werden durch die Strahlung des radioaktiven Jods zerstört. Gesundes Gewebe wird i. d. R. nicht angegriffen.

Die Behandlung ist während einer (geplanten) Schwangerschaft tabu.

Rezeptor: Region, die sich an oder innerhalb einer Zelle befindet und als „Empfangsstelle" für Botenstoffe oder Eiweißkörper fungiert, z. B. der TSH-Rezeptor. Ein derartiger Rezeptor vermittelt die Wirkung von Hormonen in die Zelle hinein.

Rezidiv: Wiederauftreten einer Erkrankung nach der Heilung

Szintigrafie: Für diese Schilddrüsenuntersuchung wird die schwach radioaktive Substanz Technetium-99-m-Pertechnetat (Tc-99-m) gespritzt. Sie verhält sich jodähnlich und wird wie das Jod von den Schilddrüsenzellen aufgenommen. Die Szintigrafie ermöglicht die Unterscheidung von aktiven und inaktiven Bereichen der Drüse. Damit kann man ein genaues Funktionsbild des Schilddrüsengewebes erstellen.

Tg-Antikörper (Tg-AK): Antikörper, die vom Immunsystem gebildet werden und gegen das körpereigene Eiweiß Thyreoglobulin (= Tg) gerichtet sind. Diese Antikörper findet man häufig in größerer Anzahl bei der Hashimoto-Thyreoiditis.

Thyreostatika: Schilddrüsenblocker; Medikamente, die die Schilddrüsenfunktion hemmen und die Schilddrüsenhormonproduktion reduzieren

TSH: Abkürzung für Thyreotropin, ein Schilddrüsenhormon

Tumormarker: Substanz, die von bestimmten Krebsarten gebildet wird und im Blut gemessen werden kann. Die wichtigen Tumormarker für Schilddrüsenkrebs sind Kalzitonin und Thyreoglobulin. Damit lassen sich Tumore rechtzeitig nachweisen bzw. bei operierten Tumoren ein Wiederauftreten oder Metastasen erkennen.

Zyste: Hohlraum in einem Organ, der häufig durch Einblutung entsteht und mit Ultraschall leicht erkannt werden kann. Größere Zysten in der Schilddrüse kann ein Arzt durch Punktion entleeren.

Hilfreiche Adressen

Schilddrüsen-Liga Deutschland e. V.
Geschäftsstelle Ev. Krankenhaus
Bad Godesberg
Waldstraße 73
53177 Bonn
Tel.: 0228 3869060
www.schilddruesenliga.de
Dachverband der Selbsthilfegruppen für Schilddrüsenkranke und deren Angehörige. Dort finden Sie Infobroschüren, Erfahrungsberichte anderer Betroffener und eine Selbsthilfegruppe in Ihrer Nähe.

Forum Schilddrüse e. V.
Potsdamer Straße 8
10785 Berlin
Tel.: 069 63803727
www.forum-schilddruese.de
Dort erhalten Sie auch Broschüren zu verschiedenen Schilddrüsenerkrankungen und Untersuchungsverfahren.

Schilddrüsenbundesverband
„Die Schmetterlinge"
Gemarkenstraße 133
45147 Essen
Tel.: 0201 3328272 (ab 14 Uhr)
www.sd-bv.de
Selbsthilfeorganisation für Kinder und Erwachsene mit Schilddrüsenerkrankun-

gen. Dort finden Sie eine Beratung per Telefon oder E-Mail sowie ein Diskussionsforum. Sie können dort kostenfreies Informationsmaterial erhalten sowie Empfehlungen für Ärzte und Kliniken.

Arbeitskreis Jodmangel
Leimenrode 29
60322 Frankfurt
Tel.: 069 24 70 6796
www.jodmangel.de
Auf dieser Informationsseite finden Sie Wissenswertes zu Jod in der Ernährung, Jodmangel und die Bedeutung von Jod für die Schilddrüse. Dort gibt es kostenlose Informationsbroschüren auch zur Jodversorgung in der Schwangerschaft.

Bundesverband Schilddrüsenkrebs
Ohne Schilddrüse leben e. V.
Rungestraße 12
10179 Berlin
Tel.: 01805 646373
www.sd-krebs.de
In diesem Forum tauschen sich Patienten, die an Schilddrüsenkrebs erkrankt sind, über ihre Erfahrungen aus. Zusätzlich erhalten Patienten, die kurz vor einer Operation an der Schilddrüse stehen, viele Informationen und Tipps.

www.schilddruese-und-mehr.de
Diese Internetplattform bündelt alle
wichtigen Themen zur Schilddrüse. Sie
finden dort Antworten auf Ihre Fragen zu
Ärzten und Medikamenten. Sämtliche
Beschwerden, die durch eine Fehlfunktion der Schilddrüse auftreten können,
werden erklärt.

www.ht-mb.de
Hashimoto Thyreoiditis und Morbus
Basedow Forum

www.schilddruesenselbsthilfe.de
Forum der Schilddrüsenselbsthilfe zu
allen Schilddrüsenkrankheiten

www.kit-online.org
Kompetenznetz Immunthyreopathien

www.schilddruesenspezialisten.de
Liste mit auf die Schilddrüse spezialisier-
ten Ärzten und Selbsthilfegruppen
bundesweit

Österreichische Selbsthilfegruppen

www.selbsthilfegruppe.at
Für Patienten mit Schilddrüsenkrebs

www.schilddruesenforum.at
Österreichisches Schilddrüsenforum

Schweizer Selbsthilfegruppe

Verein Schilddrüsengruppe Schweiz
Kreuzbergstrasse 10
8362 Balterswil TG
www.schilddruesen.ch

Zum Weiterlesen

Sven-David Müller, Christiane Weißen-
berger: „Ernährungsratgeber Schilddrüse".
Schlütersche Verlagsgesellschaft
Mit einer schilddrüsengesunden Ernährung, die den ganzen Körper fit und aktiv
hält, kann man Erkrankungen vorbeugen.
Dazu vermitteln die Autoren dieses Ratge-
bers alle theoretischen Grundlagen. Der
ausführliche Rezeptteil zeigt, wie man dabei lecker und abwechslungsreich essen
kann.

Lothar-Andreas Hotze: „Schilddrüse –
Mehr wissen – besser verstehen". TRIAS
Verlag Stuttgart
Das vorliegende Buch konzentriert sich
auf die natürlichen Behandlungsmöglichkeiten bei Schilddrüsenproblemen. Wer
dagegen mehr über den Aufbau der Schilddrüse und die Diagnoseverfahren wissen
will, ist mit dem Buch von Lothar-Andreas
Hotze gut bedient. Es ist von einem Arzt
geschrieben, der es sehr gut versteht, die
medizinischen Sachverhalte allgemeinver-
ständlich darzustellen. Dies gilt auch für
die Beschreibung der Therapiemöglichkei-
ten. Sie finden dort auch Informationen
über die erforderlichen Nachuntersuchungen und die angewendeten Medikamente.

Iris Hinneburg: „Beratungspraxis Schild-
drüsenerkrankungen". Deutscher Apo-
thekerverlag Stuttgart
Das Buch ist zwar eigentlich für Apotheker
und ihre Helferinnen geschrieben, erklärt
jedoch kurz und prägnant, was in der Praxis bei Schilddrüsenproblemen hilft und
wie man sie gut erkennen und differenzie-
ren kann. Auch die üblicherweise ver-
schriebenen konventionellen Medikamente und ihre Nebenwirkungen sind
ausgezeichnet und ausführlich beschrie-
ben. Schließlich erfährt man auch, wann
man entsprechende Medikamente nicht
nehmen sollte und wie man Schilddrüsenerkrankungen selbst erkennen kann.

Register

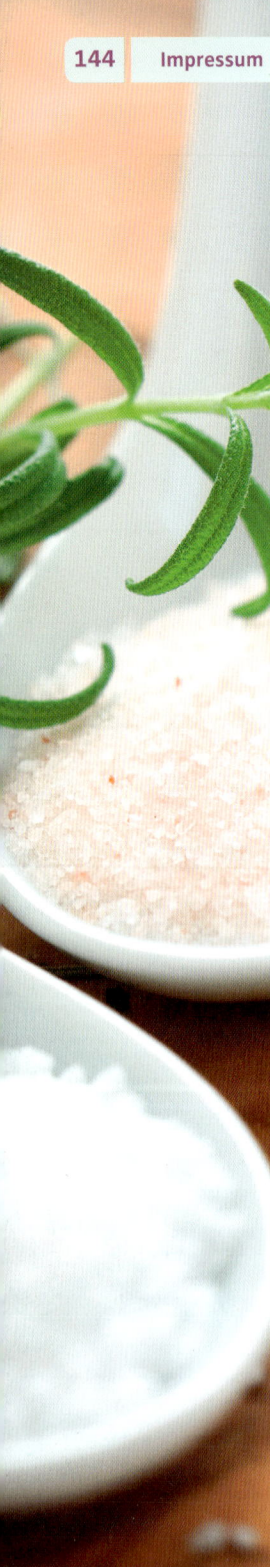

Bibliografische Information der Deutschen Nationalbibliothek
Die Deutsche Nationalbibliothek verzeichnet diese Publikation in der deutschen Nationalbibliografie; detaillierte bibliografische Daten sind im Internet über http://dnb.ddb.de/ abrufbar.

978-3-89993-875-3 (Print)
978-3-8426-8684-7 (PDF)
978-3-8426-8685-4 (EPUB)

Fotos:
Titelfoto: goodluz – Fotolia.com
123rf.com: Viktorija Kuprijanova: 1; Eugene Bochkarev: 2/3; ncaimages: 4; kho: 6/7; Alexander Raths: 18/19; Wavebreak Media Ltd: 61; Oksana Kuzmina: 69; Corinna Gissemann: 109; handmadepictures: 118/119; Olena Mykhaylova: 130/131
Fotolia.com: Igor Normann: 62/63; bit24: 92/93; Eva Gruendemann: 101; Elena Shashkina: 122; victoria p.: 144
iStockphoto.com: ma-k: 40; Lehner: 91
Schilddrüse e. V.: 9

2. Auflage
© 2014, 2015 Schlütersche Verlagsgesellschaft mbH & Co. KG
Hans-Böckler-Allee 7, 30173 Hannover
www.schluetersche.de

Lektorat: Angelilka Lenz, Steinheim an der Murr
Layout: Groothuis, Lohfert, Consorten, Hamburg
Covergestaltung: Kerker + Baum Büro für Gestaltung, Hannover
Satz: Die Feder, Konzeption vor dem Druck GmbH, Wetzlar
Druck und Bindung: Werbedruck GmbH Horst Schreckhase, Spangenberg